Petra Bouren
in Zusammenarbeit mit der
Jahresgruppe "Christliches Familienstellen"

Wir haben einen Gott
der heilt!

Konzept des Familienstellens
auf christlicher Basis

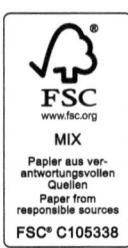

Impressum:

Bibliografische Information der Deutschen Nationalbibliothek:
Die Deutsche Nationalbibliothek verzeichnet diese Publikation
in der Deutschen Nationalbibliografie; detaillierte bibliografische
Daten sind im Internet über http://dnb.dnb.de abrufbar.

©2017 Petra Bouren
Herstellung und Verlag:
BoD – Books on Demand, Norderstedt
2. Auflage ISBN: 978-3-7448-1017-3

Vorwort   **9**

    Wie ich dazu kam, dieses Buch zu schreiben   **11**

Einleitung: Gemeinsam auf dem Weg   **15**

    Jahresgruppe „Christliches Familienstellen"   **17**

Teil I: Christliches Familienstellen   **23**

    Der rote Faden in meinem Leben   **25**

    Die Mauer   **31**

    Grundlegende Themen einer Aufstellung   **33**
        Abgrenzung   33
        Nähe und Distanz   38
        Scham   40
        Missbrauch   42
        Täter – Opfer   44
        Gewalt   46
        Projektion   49
        Ehe – das Zusammenfinden zweier Systeme   50

    Wie eine Familienaufstellung vor sich geht   **53**
        Spinnennetz   53
        Fragestellung   56
        Genogramm   56
        Familienmotto   57
        Stellvertreter   57
        Wissendes Feld   58
        Urkonflikt - Ort der Heilung   59
        Symbole   61
        Endbild – Lösungsbild   63

    Meine erste Familienaufstellung als Beispiel   **64**

Teil II: Themen einer Aufstellung **73**

Der Augapfel Gottes contra Familienstruktur **75**

Die Geschichte Davids in der Bibel **75**
Die Rolle des Vaters 77
Vom Partner zum Vater 79

Übernahme der Mutterrolle **81**

Sehnsucht **85**

Abschied – Loslassen **89**

Tote innerhalb der Familie **94**
Ich werde nicht wahrgenommen 94
Ich habe einen guten Platz 97

Fehlgeburt und Abtreibung **98**
Die Dornwarze 100
Josef und seine Brüder 102

Heimat **104**

Körperlicher Schmerz als Ausdruck der Seele **111**
Fersensporn 111
Reaktion auf die Aufstellung 114

Das Fehlen der mütterlichen Liebe **115**

Schwierigkeiten bei Kindern **120**

Familiengeheimnisse **122**

Die Wunden des Krieges **127**
Frieden mit dem Vater 130
Der Schrecken des Krieges 133
Traumatisch bedingte Kinderlosigkeit 135

Teil III: Weitere Aufstellungsformen **139**

Herkunftsfamilie **141**

Klärungsaufstellung **143**

Organisationsaufstellung **144**
Übergriffe im Außendienst 145
Aufstellung der Situation 151
  Konfliktebene 151
  Aufarbeitung mit den Tätern 151
  Herkunftsfamilie - Eigenanteil 153
Themen aus Stefanies Organisationsaufstellung 157
  Fürsorgepflicht des Arbeitgebers 157
  Kultureller Hintergrund 158

Anerkennen – ins Leben integrieren **163**

Umsetzung der Abgrenzung **165**

Ich werde nicht gehört **166**

Schluss: Mut tut gut! **169**

Familienstellen in der Schmiede **171**

Unsere tiefgreifende Angst **173**

Mut tut gut! **175**

Anhang **179**

Vorwort

„Eine Vision wird dann zur Realität,
wenn ich den Mut habe,
meine Grenzen zu überschreiten."

Lena Meichsner

Wie ich dazu kam, dieses Buch zu schreiben

Mehr als alles hüte dein Herz,
denn von ihm geht das Leben aus.
(Sprüche 4,23)

Es war für mich ein sehr bewegender Moment Ende Januar 2016, als ich nach einer zweieinhalbjährigen Ausbildung zur Familienstellerin bei Dr. Victor Chu in Neckargemünd von der Ausbildungsgruppe verabschiedet wurde. Ich stand in den Startlöchern, das Gelernte in die Praxis umzusetzen. Mein Ausbilder, Dr. Victor Chu, bestätigte mich in meinen Fähigkeiten. Er beauftragte und segnete mich für die Aufgabe, die nun vor mir lag. Er machte mir Mut, mein Vorhaben, eine Jahresgruppe „Familienstellen im christlichen Bereich", umzusetzen. Sein Ausspruch: „Ich bin gespannt, wo du in drei Jahren sein wirst", motiviert mich seither und gibt mir Kraft für dieses Projekt.

Die Monate März und April 2016 waren „Übungsmonate" in meinem Freundeskreis. Es war eine Zeit, in der ich in vielen Gesprächen mit Fragen wie diesen konfrontiert wurde: "Lässt sich das Familienstellen überhaupt mit unserem Glauben vereinbaren? Wie ist es, wenn bereits verstorbene Personen mit aufgestellt werden?" Je mehr ich mich mit den Menschen und ihren Gedanken wie auch ihren Fragen auseinandersetzte, je öfter ich diese beantwortete, desto mehr entwickelte sich mein eigenes Konzept des „Christlichen Familienstellens". Immer klarer zeichneten sich meine Vorstellungen des Familienstellens auf christlicher und biblischer Denkweise ab, die ich in diesem Buch darlege. Immer klarer wurde mir, was ich gerne weitergeben möchte.

Am 10. Mai 2016 ging ich mit meiner Aufstellungsarbeit an die Öffentlichkeit. Ich lud über den kirchlichen Verband KAB (Katholische Arbeitnehmerbewegung) zu einem offenen Abend zum „Kennenlernen des christlichen Familienstellens" ein, an dem gleich 17 Personen teilnahmen. Erneut wurde ich mit vielen Fragen konfrontiert. Auch aus diesem Abend entwickelten sich viele Gespräche. Ich machte den Teilnehmer/innen Mut, in den beiden kommenden Monaten an den „Schnupperabenden" teilzunehmen, um meine Arbeitsweise kennen zu lernen. Nach einem weiteren offenen Abend im September bot ich ab Oktober den ersten Block der Jahresgruppe „Christliches Familienstellen" an.

Im weiteren „Vorwärtsgehen" entwickelte sich ein neues Projekt: Das „Familienstellen in der Schmiede", das ich gemeinsam mit meiner Freundin Petra auf deren Bauernhof nun anbiete. Die Teilnehmer kommen vorrangig aus dem kirchlichen Bereich. Neue Fragen tauchten auf: "Was ist der Unterschied zwischen dem herkömmlichen Familienstellen und dem christlichen Familienstellen? Was macht das „Christliche" an deiner Aufstellungsarbeit aus? Ist das Familienstellen auch in der Bibel zu finden bzw. was sagt diese dazu?" Die neuen Anregungen forderten mich heraus, mich auch mit diesen Gedanken auseinanderzusetzen.

Immer wieder wurde ich gefragt: "Warum schreibst du nicht ein Buch?" Der Gedanke ließ mich nicht mehr los. Und nun wage ich es! Es ist ein sehr persönliches Buch. Mosaiksteine aus den geführten Gesprächen fließen ein, Fragen, denen ich im vergangenen Jahr immer wieder begegnet bin. David dient als Beispiel aus der Bibel. Meine eigenen Erfahrungen mit dem Familienstellen, sowie Erfahrungen, die ich gemeinsam mit der Jahresgruppe innerhalb des vergangen Jahres gemacht habe, dienen als Inspiration für das Buch. Es ist ein gemeinschaftliches Projekt, da sich die Teilnehmer unserer Gruppe bereiterklärt haben, andere an ihren Erfahrungen mit dem „Christlichen Familienstellen" teilhaben zu lassen. Die Teilnehmer berichten von ihren eigenen Erfahrungen zu den einzelnen Themen innerhalb des Familienstellens (zu ihrem eigenen Schutz unter einem fremden Namen). Es erscheinen auch einige Themen in meinem Buch, die nicht innerhalb unserer Gruppe auftauchten, sondern die ich aus der Zeit meiner Ausbildung habe einfließen lassen. Aus Gründen der Lesbarkeit verwende ich in der Regel die männliche Form, selbstverständlich sind auch immer die Teilnehmerinnen damit gemeint.

Das Familienstellen hat sehr viel Heilung in mein Leben gebracht. Ich bin Christ und habe eine persönliche Beziehung zu Jesus. Mein Konzept „Christliches Familienstellen" ist auf dieser Grundlage aufgebaut. Es ist mir ein Anliegen, diese Möglichkeit der Heilung in unsere christlichen und kirchlichen Kreise hineinfließen zu lassen. Ich bin überzeugt, dass Gott in unserem Leben wirkt und für uns Heil und Heilung möchte. In den Aufstellungen habe ich immer wieder erfahren dürfen, dass Gott gerade darin die Seele des Menschen berührt, Einsicht vermittelt und heilt.

Mit meinem Buch möchte ich mein eigenes, neu erarbeitetes Konzept bekannt machen und Christen helfen sich ein eigenes Bild über das Familienstellen zu machen.

Einleitung:

Gemeinsam auf dem Weg

*„Alles Wirkliche im Leben
ist Begegnung."*

Dr. Martin Buber

Jahresgruppe „Christliches Familienstellen"

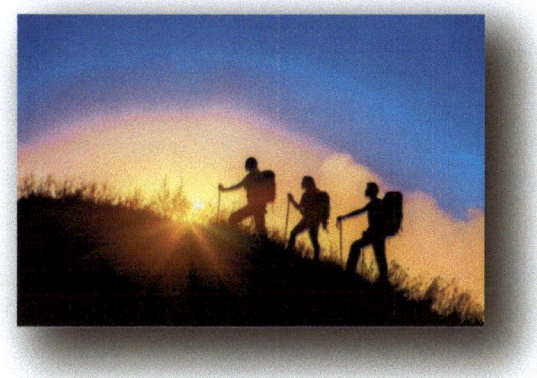

Ich verstehe das Familienstellen als einen Prozess, der sich über einen längeren Zeitraum hinzieht. Dafür eignet sich eine Gruppe, die sich regelmäßig einmal im Monat in einem geschützten Rahmen trifft. Der Abend beginnt mit einem Impuls, d.h. einer Geschichte zum Nachdenken. Im darauffolgenden Austausch kann jeder mitteilen, was die vergangene Aufstellung in ihm bewirkt hat oder was ihn derzeit beschäftigt. Pro Abend findet eine Familienaufstellung statt. Nicht nur meine „eigene Aufstellung" hat Auswirkungen auf mein Leben, sondern aus jeder Aufstellung, die ich erlebe, kann ich Aspekte in meinem Leben finden. Zum Schluss gibt es ein „Blitzlicht": Jeder teilt in kurzen Worten mit, wie es ihm gerade geht. Das Geschehene wird abgerundet, der Sack wird „zugebunden", bevor man nach Hause geht. Der Abend endet mit einem zusammenfassenden und abschließenden Gebet.

Um einander einen geschützten Rahmen zu geben, ist es wichtig, dass das, was in der Gruppe geschieht, auch in der Gruppe bleibt. Jeder, der sich dafür entscheidet, an solch einer Gruppe teilzunehmen, verpflichtet sich zur Verschwiegenheit. Für einen dynamischen Gruppenprozess ist es wichtig, dass die Teilnehmer verbindlich, d.h. regelmäßig, an den Treffen teilnehmen. Eine verbindliche Gruppe ermöglicht Vertrautheit und Offenheit. Man geht in einem geschützten Rahmen einen gemeinsamen Weg miteinander, wobei jeder die Geschwindigkeit seines eigenen Prozesses selbst entscheidet.

Normalerweise ist eine Familienaufstellung erst der Beginn eines Prozesses. Als Teilnehmer darf ich mit dem Wissen nach Hause gehen, dass die Aufstellung nur so viel zeigt, wie das Familiensystem und die aufstellende Person selbst es zulassen. Eine einzelne Aufstellung reicht aber in der Regel nicht aus, um die Knoten eines Lebens zu lösen. Weitere Aufstellungen sind notwendig. Sie zeigen neue Aspekte auf, neue Sichtweisen aus einer anderen Perspektive.

Der geschützte Rahmen, der begleitete Prozess, ist wichtig für die Methode des Familienstellens, da es sich bei dem Betrachten und dann auch Heraustreten aus den bisherigen Familienstrukturen um einen tiefgreifenden Prozess handelt. Ich möchte dafür gerne Gedanken aus dem Film „Titanic" als Beispiel nehmen. Die Hauptdarstellerin Rose, aus einer ehrwürdigen, englischen jedoch inzwischen verarmten Familie, soll einen der reichsten Männer Englands heiraten um ihre Familie zu retten. Sie liebt diesen Mann jedoch nicht. In ihrer Verzweiflung will sie sich über die Reling stürzen, um der ganzen Situation zu entgehen. Dabei wird sie von einem mittellosen jungen Maler „gesehen", der sie dazu bringt wieder von der Reling herunterzusteigen. Sie verliebt sich in ihn, da sie sich von ihm wahrgenommen und

„gesehen" fühlt, und zwar so, wie sie wirklich ist. Dies gibt ihr die Kraft, sich aus den herkömmlichen Familienstrukturen zu lösen und auch ohne ihren „Retter" ein neues Leben unter einer neuen Identität in Amerika zu beginnen. Mit der Titanic musste ein ganzes Schiff untergehen, damit Rose sich aus den starren Strukturen ihrer Herkunftsfamilie lösen konnte.

Dieses Heraustreten aus den alten Strukturen bereitet Angst. Wir werden mit Gefühlen wie Angst, Wut, Ohnmacht und Schmerz konfrontiert. Mit den Dingen aus unserem alten Leben, die wir, bisher „gedeckelt", zur Seite geschoben und verdrängt haben. Es ist kein einfacher Prozess. Die Schritte auf neuem Boden sind erst noch wacklig und unsicher, doch da möchte ich dem Leser mit dem Lied von „Jugend mit einer Mission" zurufen: „Nimm ein, nimm ein das gute Land, das Gott Dir gibt". Du brauchst den Weg nicht alleine zu gehen, ER geht den Weg mit und stellt Dir (z.B. durch eine Jahresgruppe) Menschen zur Seite, die einen ähnlichen Weg wählen und Dich daher auch innerhalb Deines Wandlungsprozesses verstehen.

<u>Josefa</u>:

Ich habe sehr gute Freunde, die mir immer wieder von der Jahresgruppe erzählt haben, und auch davon, wie wichtig diese Abende für sie sind, weil sie die Möglichkeit bieten, sich mit der eigenen Lebensgeschichte auseinanderzusetzen. Durch diesen Austausch bekamen unsere Gespräche eine neue Qualität und Tiefe. Irgendwann kam die Idee auf, dass ich ebenfalls an solch einem Abend teilnehme. Der Freund vermittelte mir mit der Einladung das Gefühl, mich beschenken zu wollen.

In meinem Leben war bis vor kurzem keine Leistungsanforderung zu viel. Ich hatte von mir selbst die Vorstellung, alles zu leisten und bewältigen zu können. Dabei bin ich eine „unfreie" Perfektionistin. Irgendwann sagte mein Herz: „So geht es nicht weiter". Ich konnte keinen Berg mehr erklimmen, keine Treppe mehr bewältigen ohne außer Atem zu kommen.

Ein Gespräch mit einer Freundin brachte mich dazu, darüber nachzudenken, was das Wort „atemlos" in meinem Leben bedeuten und was die Hintergründe für meine Herzbeschwerden sein könnten. Ich recherchierte im Internet und stellte fest, dass Herzbeschwerden auf unbewältigte Konflikte innerhalb der Familie, der Partnerschaft oder anderen Lebensbereiche hindeuten. Die Atemlosigkeit zeigte auf, dass die Notwendigkeit besteht, einmal inne zu halten, den Blick von außen nach innen zu richten.

Als mir an diesem Punkt über meine Freunde die Möglichkeit zur Familienaufstellung begegnete, wusste ich, das ist mein Weg. Am ersten Abend war ich sehr aufgeregt, wie immer, wenn ich Menschen begegne, die ich nicht kenne oder mich in Situationen befinde, die neu sind und die ich nicht einschätzen kann. Gleichzeitig fühlte ich mich geborgen, weil meine Freunde ebenfalls ein Teil der Gruppe waren. Ich stellte fest, dass es nicht nur meine Freunde waren, die mir Sicherheit gaben, sondern dass in der Gruppe ein respektvoller, vertrauensvoller und liebevoller Umgang herrschte, der meine Befürchtungen verschwinden ließ. Nach diesem Abend stand mein Entschluss fest, dass der weite Anfahrtsweg (200 km) sich lohnt.

Ich fühle mich innerhalb der Jahresgruppe sehr wohl, weil ich Menschen in einer Art und Weise kennenlernen durfte, wie es sonst selten möglich ist. Es geht nicht darum, gut *auszusehen, sondern sich zu entwickeln. Gleichzeitig ist mein Vertrauen groß, dass ich auch mit unguten Gefühlen wie Ohnmacht, Angst, Wut, Verletzlichkeit, Unsicherheiten usw. in der Gruppe getragen bin.*

Teil I:

Christliches Familienstellen

*„Fangen wir an,
diejenigen zu sein,
die wir sein wollen."*

Der rote Faden in meinem Leben

Ich habe dich je und je geliebt;
darum habe ich dich zu mir gezogen aus lauter Güte.
(Jeremia 31,3)

Im Jahr 1959, Ende der 50er Jahre, bin ich geboren, also in der Nachkriegszeit, einer Zeit des Aufbaus. Meine Eltern hatten beide den Krieg erlebt und nun galt es, etwas zu „schaffen", etwas aufzubauen. Meine Mutter hatte nur wenig Haushaltsgeld um für die Familie zu sorgen, da alles in unser Geschäft, die Reben und Äcker hineinfloss. Grundbesitz war in dieser Zeit sehr wichtig. „Schaffe, schaffe Häusle baue....", war das Motto unserer Familie. Unser Alltag war von Arbeit geprägt. Wir hatten eine Glaserei und es war eine Selbstverständlichkeit, dass ich nachmittags nach der Schule als „zweiter Mann" hinter den Maschinen stand und dass meine Mutter auf dem Bau mithalf. Da war keine Zeit für Verabredungen mit Freunden oder Hobbies. Als ich 1977 meine Lehre als Bankkauffrau begann, wurde in unserer Glaserei jemand als Ersatz für mich eingestellt. Meine Brüder, die in den 60er Jahren geboren wurden, erlebten ihre Kindheit in einer ganz anderen Weise.

Die Lehrzeit in der damaligen Raiffeisenbank war für mich eine sehr schöne Zeit: Wir waren wie eine große Familie. Auch heute noch pflege ich gute Kontakte zu meinen früheren Kollegen und Kolleginnen. Nach meiner Lehrzeit, im Sommer 1980, hatte ich die Möglichkeit, unbezahlten Urlaub zu nehmen. Ich arbeitete für drei Monate in Zermatt (Schweiz) in einem Restaurant. Es war eine Zeit der Freiheit und neuer Erfahrungen. Ich hatte plötzlich Freunde und konnte die Zeit mit anderen Jugendlichen genießen. Jeden

Abend traf sich eine Gruppe in dem Restaurant, in dem ich arbeitete. Es dauerte nicht lange, da gehörte ich ebenfalls zu dieser Gruppe. Ein Jugendlicher aus unserer Gruppe aus Zermatt wurde von seinem Hotel für einige Zeit in die „Hörnlihütte" am Fuße des Matterhorns versetzt. Um sich trotzdem mit uns als Gruppe zu treffen, machte er, obwohl schlechtes Wetter herrschte, sich spät abends auf den Weg nach Zermatt und stürzte beim Abstieg ins Dorf „in die Tiefe".

Der Tod dieses Freundes führte mich in eine starke Lebenskrise. Unsere Gruppe zerbrach. Ich schwankte zwischen Rückkehr zur Raiffeisenbank und einer Stelle in Zermatt. Auch zu Hause mit meinen Eltern blieben die Konflikte nicht aus. Warum hat Gott das zugelassen? Ich hatte zum ersten Mal in meinem Leben Freunde und nun wurde mir durch Frankys Tod diese Gemeinschaft genommen. Als mich meine Mutter am Nachmittag des 24. Dezembers 1980 fragte, ob ich nicht zur Beichte gehen wolle, brach meine ganze Rebellion gegen Gott aus mir hervor. Ihn machte ich für alles verantwortlich: für Frankys Tod und für meine derzeitige Situation. Diese Aufforderung zur Beichte ließ mir jedoch keine Ruhe. Kurz vor Ende der Beichtzeit nahm ich mein Fahrrad und fuhr zur Kirche. Dort, in der Vorbereitung zur Beichte, legte ich Jesus den Scherbenhaufen meines Lebens in die Hände. Wie einen roten Faden sehe ich seither Jesu Führung in meinem Leben.

Meine ersten Schritte im Glauben erlebte ich in der darauf folgenden Zeit in Zermatt. Wir waren eine Gruppe von etwa 30 Personen im Alter von 15 bis 91 Jahren, die sich jeden Montag zum Gebetskreis „Bibel und Gebet" traf. Insbesondere wir Jugendlichen erlebten miteinander eine sehr schöne Gemeinschaft, fuhren gemeinsam Ski, nahmen zusammen an den verschiedensten christlichen Treffen innerhalb der Schweiz teil und liebten das gemeinsame Singen christlicher Lieder. Oftmals ging der Lobpreis unseres Gebetsabends anschließend in einer der Zermatter Gaststätten weiter, was die Wirte nicht sonderlich erfreute.

1983 besuchten fünf Teilnehmer unseres Gebetskreises, darunter auch ich, gemeinsam eine „Jüngerschaftsschule" (Kurzbibelschule mit Schwerpunkt Evangelisation) von „Jugend mit einer Mission" in Biel. Es folgte eine Zeit, in der ich Gottes Segen in meinem Leben erfahren durfte. Eine Zeit in der sich viele Gaben und Fähigkeiten in meinem Leben zeigen und sich entfalten konnten. Ich entdeckte mein Herz für Kinder, begann eine Ausbildung als Katechetin, arbeitete und lebte innerhalb einer Pfarrhausgemeinschaft im Wallis und half dabei, innerhalb der Pfarrei einen Gebetskreis aufzubauen. Ich liebte die Berge und die Schweiz; doch die Schweizer Behörden machten mir einen Strich durch meine Lebensplanung. Meine Arbeitsbewilligung wurde nicht verlängert. Die Ausbildung zur Katechetin konnte ich nicht weiterführen und beenden, ich musste die Schweiz verlassen.

Es folgte ein einjähriges Praktikum in einem Ordenskrankenhaus. Ich wurde mit Krankheit und Tod konfrontiert, besuchte ein Sterbeseminar und kam mit vielen Sterbenden in ihren letzten Tagen in Bezug auf den Glauben ins Gespräch. Mit einer der Ordensschwestern konnte ich mich immer wieder über einzelne Patienten und deren Prozess austauschen.

Mein Weg führte mich zurück zur Raiffeisenbank, die inzwischen mit der Volksbank fusioniert hatte. In meiner Freizeit baute ich mit einem Vikar einen Gebetskreis auf. Gemeinsam führten wir verschiedene Glaubensseminare in unserer Umgebung durch.

In dieser Zeit nahm ich an einem Skilager von „Jugend mit einer Mission" in Adelboden (Schweiz) teil. An unserem Gebetsabend während des Skilagers bekam ich folgenden Impuls, für mich eine klare Verheißung: Gott hat einen Plan für mein Leben, er wird mich in einem größeren Maß gebrauchen, als ich es mir selbst vorstellen kann.

Diese Gedanken erinnerten mich an meine Kindheit, an meine Erstkommunionsvorbereitung, in der mich unser Priester zu Jesus führte. Ich kann mich noch gut an den Moment erinnern, als ich von der Kommunion in die Kirchenbank zurückkehrte und mein Leben in Jesu Hände legte. Die Sehnsucht in die Mission zu gehen wuchs seit meiner Kommunion in meinem Herzen. Dieser Wunsch nahm nun, nach dieser Verheißung, mehr und mehr Gestalt an, nämlich als Familie in der Mission zu leben möglichst innerhalb der Katholischen Kirche.

Als ich im Winter 1990 ICPE (Internationales Katholisches Programm für Evangelisation) Allerheiligen im Schwarzwald kennenlernte, glaubte ich meinen Platz gefunden zu haben. In diesem Winter verbrachte ich jedes Wochenende innerhalb der ICPE Gemeinschaft und beschloss anschließend, an einer zweijährigen Mitarbeiterschulung teilzunehmen. Ich war zu diesem Zeitpunkt in einer Beziehung, die ich auflöste, da mein damaliger Freund sich nicht vorstellen konnte, solch einen Weg mit mir zu gehen. Mein Vorgesetzter in der Volksbank war nicht erfreut, als ich kündigte, da zu diesem Zeitpunkt gleich drei Frauen schwanger waren und er mich dringend gebraucht hätte. Er machte mir klar, dass, wenn ich jetzt gehe, ich nicht mehr ohne weiteres zurückkommen könne. Ich gab meine Wohnung auf und brach die Zelte hinter mir ab.

Ende Februar 1991 nahm ich meine Mutter mit nach Allerheiligen, um ihr schonend beizubringen, dass ich ab April 1991 dorthin gehen werde. Sie konnte und wollte dies nicht akzeptieren. Hinzu kam, dass in dieser Zeit in ein und derselben Nacht mein Onkel durch einen Verkehrsunfall umkam und meine Großmutter väterlicherseits starb. Einen Monat lang, bis zu meinem Umzug nach Allerheiligen, weckte meine Mutter mich jede Nacht, um sich bei mir zu beklagen, dass sie mit all dem nicht umgehen könne. Das Telefongespräch endete jeweils damit, dass sie mir prophezeite, dass ich ja doch wieder von Allerheiligen zurückkommen werde.

Nach zwei Jahren kehrte ich zur Freude meiner Mutter tatsächlich wieder in das „normale Leben" zurück, während mein Vater den Schmerz darüber in mir spürte und er mir darin begegnete.

Ich begrub meinen Traum für die Mission und auch den Gedanken, dass Gott mich gebrauchen möchte. Ich fand eine Stelle im öffentlichen Dienst, wo ich heute noch arbeite.

Mit 40 Jahren heiratete ich. Mein Wunsch war eine Familie und Kinder, mit einem Partner an der Seite mit dem ich auch meinen Glauben leben konnte. Zwei Jahre später wurde meine Tochter geboren, die mir sehr viel Freude bereitet.

Leider konnte ich in meiner Ehe nicht das umsetzen, was mir wichtig war. Meine Ehe ging in die Brüche.

Mit 50 setzte ich mich mit dem schmerzhaften Gedanken auseinander, dass Gottes Verheißung, mich in einem größeren Maß zu gebrauchen, in meinem Leben keine Wirklichkeit geworden war. Inzwischen war ich wohl zu alt dafür, dachte ich.

So suchte ich in diesen Jahren Hilfe im seelsorgerischen Bereich, doch ich erlebte immer wieder, dass ich an einem bestimmten Punkt stecken blieb und nicht weiter kam. Jahrelang hatte ich das Gefühl, immer wieder gegen eine Mauer zu rennen trotz guter seelsorgerischer Unterstützung. Eine Arbeitskollegin und Freundin zeigte mir den Weg des Familienstellens auf. So führte mich mein Weg nach Neckargemünd zu Dr. Victor Chu. Gemeinsam mit meiner Seelsorgerin formulierte ich meine Fragestellung. Die Ursachen meiner Schwierigkeiten waren klar, doch ich wollte eine Lösung, ja, eine Auflösung dieser Schwierigkeiten in meinem Leben.

Die Mauer

Du zerreißest alle meine Mauern
und lässt meine Festen zerbrechen.
(Psalm 89,41)

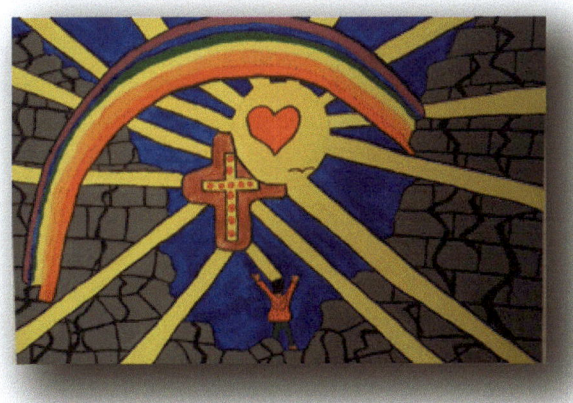

Die Familienaufstellung war der Durchbruch in meinem Leben. Die Mauer wurde eingerissen. Ich konnte erleben: „Du Herr, Du zerreißest alle meine Mauern und lässt meine Festen zerbrechen!" Nicht, dass von einem Moment auf den anderen alles anders war - das nicht. Doch durch die Aufstellung bekam ich das Handwerkszeug, um gegen meine Schwierigkeiten anzugehen. Mein Lösungsbild in der Aufstellung war „Abgrenzung". Wo immer ich dieses Lösungsbild in schwierigen Situationen meines Lebens anwende, erlebe ich, wie sich „Verstrickungen" lösen. Mit diesem Bild, das ich 2011 gemalt habe, versuchte ich meine Erfahrungen mit dem Familienstellen auszudrücken: Die durch das Kreuz und die Liebe Gottes durchbrochene Mauer sowie der Bund Gottes, der mich auf dem Weg der Heilung begleitet.

Nachdem ich drei Jahre später in einer weiteren Aufstellung einen weiteren Durchbruch und Heilung erfahren durfte, entschied ich mich für eine Ausbildung bei Dr. Victor Chu. Dies führte mich in einen neuen, sehr bereichernden Lebensabschnitt. Er ist nicht immer leicht, doch ich fühle mich getragen. Die heilende Liebe Gottes ist für mich präsent. Das Familienstellen öffnete mir die Tür zu neuen Perspektiven und neuen Sichtweisen.

Grundlegende Themen einer Aufstellung

Abgrenzung

Ich höre heute noch den Knall, als Dr. Victor Chu bei meiner ersten Aufstellung den Stab auf den Boden krachen ließ. Abgrenzung - dieses Wort veränderte mein Leben.

Abgrenzung, das war tatsächlich die Lösung. Innerhalb der Aufstellung wurde ich aufgefordert, meine Mutter um das zu bitten, was ich von ihr benötigte und wollte. Nichts, nichts will ich von ihr, ich will einfach nur, dass sie mich in Ruhe mein Leben leben lässt.

Abgrenzung, nicht nur gegenüber meiner Mutter: überall, wo Schwierigkeiten in meinem Leben auftauchten, überlegte ich mir, wo und in welcher Weise ich mich abgrenzen kann, und Stück für Stück lösten sich meine Schwierigkeiten.

Abgrenzung – Vergebung, wie lässt sich das vereinbaren?

Aufgrund von falschem Verständnis von Vergebung habe ich jahrelang meiner Mutter die Erlaubnis gegeben, in meinem Leben „herum zu trampeln" und das zu zerstören, was ich mir immer wieder aufbaute. Vergebung bedeutete für mich fälschlicherweise, immer wieder auf den andern zuzugehen, was immer er sich auch erlaubte. Durch diese falsche Sichtweise des Vergebens war ich meiner Mutter immer wieder komplett ausgeliefert. Sie hatte dadurch die Möglichkeit und die Macht, ihre eigenen Verletzungen an mich weiterzugeben.

Abgrenzung als Lösung in einer Aufstellung:

Bei einer ungeklärten Konfliktsituation innerhalb eines Familiensystems gehen der Schmerz, die Wut oder die Sehnsucht an die nächste Generation weiter. Das, was erlebt wird und im eigenen Leben keine Auflösung findet, geht an die nächste Generation weiter. Es geschieht eine Übertragung: Das Opfer wird zum Täter und das Muster wiederholt sich.

Mit der Abgrenzung wird diese Übertragung gestoppt. Der Täter wird nun auf sich selbst zurückgeworfen, er kann seine Last nun nicht mehr weitergeben. Mit der Abgrenzung ist er gefordert, sich mit seinem eigenen Schmerz, seiner eigenen Wut oder seiner eigenen Sehnsucht auseinanderzusetzen. Die Abgrenzung stoppt das, was seit Generationen weitergegeben wird. Mit der Abgrenzung wird Gott Raum gegeben, Heilung in das Leben von Vater/Mutter oder denen, die deren Rolle übernommen haben, hineinzubringen.

Doch auch für den Aufstellenden hat die Abgrenzung Konsequenzen. Da er sich nun nicht mehr andauernd mit der Mutter oder dem Vater auseinanderzusetzen hat, ist er nun gefordert den Schmerz, die Wut, die Sehnsucht in sich zuzulassen, sich damit auseinanderzusetzen und sich von Gott heilen zu lassen. Es geht darum, mit der eigenen Wut, dem eigenen Schmerz, der eigenen Sehnsucht in Berührung zu kommen, ihnen Raum zu geben. Als nächster Schritt, um den Prozess abzurunden, geht es darum, die eigenen Emotionen in Worte zu fassen und sie einem Seelsorger gegenüber auszusprechen. Hier, an diesem Ort, also erst am Ende eines langen Prozesses, gehört nun auch die Vergebung um tatsächlich tiefe innere Heilung zu erfahren.

Erst durch die Abgrenzung ist eine tiefe innere Heilung auf beiden Seiten möglich. Erst aus dem Abstand heraus, langsam und auf gutem Fundament, ist eine neue Begegnung möglich und das braucht Zeit.

Meine eigenen Erfahrungen in diesem Bereich:

Es ist nicht immer einfach, meiner Mutter Grenzen zu weisen. Wenn ich merke, dass sie eine von mir gesetzte Grenze überschreitet, begebe ich mich aus der Situation, bevor diese wie früher eskaliert. Entstehen bei einem Besuch bei ihr Gespräche, die ich nicht möchte, stehe ich auf und verabschiede mich! Mit der Zeit wurde unser Umgang miteinander anders. Für mich verbesserten sich die Situationen und letztendlich wurde der Umgang für jeden aus der Familie besser und bereichernder.

Was hat die Abgrenzung gegenüber der Mutter mit der Fragestellung zu tun?

Das, was wir in unserer Herkunftsfamilie erleben, bauen wir uns in unseren späteren Beziehungen genauso wieder auf. Machen wir gute und gesunde Erfahrungen, so leben wir dies auch in unseren späteren Beziehungen aus.

Wird innerhalb der Herkunftsfamilie ein „Trauma" weitergegeben, und solche Ursprungskonflikte sind oftmals „Traumata", so leben wir diese Konflikte auch in all unseren Beziehungen aus. Sei dies im Arbeitsleben, in unserem Bekannten- und Freundeskreis oder unter den Geschwistern. Wir suchen uns immer wieder Menschen aus, um genau das zu erleben, was wir bereits innerhalb der Herkunftsfamilie erlebt haben. In Familienaufstellungen zeigt sich immer wieder, dass in Partnerschaften sich das in der Kindheit Erlebte wiederspiegelt. Wir spüren das gleiche Schicksal des anderen und deshalb wählen wir ihn als Partner. Wir fühlen uns verstanden in dem Vertrauten, was uns im anderen begegnet, in dieser vermeintlichen Sicherheit.

Daher ist auch in allen anderen Beziehungen die Abgrenzung als Mittel zur Auflösung der Schwierigkeiten gefordert. Abgrenzung heißt nicht Trennung, sei es vom Partner, von der Arbeitsstelle, von Freunden oder Geschwistern. Abgrenzung heißt, eine klare Distanz zu schaffen und klar zu stellen, dass Dinge nicht in bisheriger Weise weiter gehen können. Zu stoppen, was vom anderen an mich weitergeht, nicht mehr bereit zu sein, der Sündenbock für andere zu sein. Abgrenzung heißt auch, sich aus ungesunden Beziehungen zu lösen und neue, gute und tragfähige Beziehungen aufzubauen.

Wenn eine Person aus dem System aussteigt, verändert sich das ganze System. Durch Abgrenzung kommt etwas in Bewegung, das System beginnt sich wieder „zurecht-zurücken". Das Mobile, welches an einem Faden gezogen wird, kommt in Bewegung, wackelt und kommt mit allen seinen Bestandteilen wieder in einer anderen Position ins Gleichgewicht. Es kann nie wieder an exakt der gleichen physikalischen Position zum Ruhen kommen. Die Heilung erfolgt auf diese Weise nicht zeitbegrenzt oder begrenzt auf einen Bereich, die Heilung durchdringt den gesamten „Stoff", das gesamte Netz des Familiensystems.

Ich glaube, dass Gott heile und gesunde Familiensysteme möchte. ER arbeitet nicht nur an der Oberfläche, ER schafft grundlegende Veränderung. IHM geht es zuerst einmal um jede einzelne Person, doch in diesem Zusammenhang auch um die ganze Familie, das gesamtes Familiensystem. Dies kommt für mich in der Bibelstelle „Glaub an Jesus Christus und Du und Dein ganzes Haus (Familie) wird gerettet werden" (Apostelgeschichte 16,31) zum Ausdruck. Wenn in einem Menschen Heilung geschieht, hat Gott auch die Chance, die Herzen der anderen Familienmitglieder zu erreichen.

Gott möchte SEINE Heilung in die Familien hineinfließen lassen und ich denke, das Familienstellen ist ein gutes Instrument dazu.

Nähe und Distanz

Liebe deinen Nächsten wie dich selbst,
dann tut ihr recht.
(Jakobus 2,8)

Wir Menschen sind auf Beziehung angelegt. Beziehung zu unserem Schöpfer und Beziehung zu unseren Mitmenschen. Für eine gesunde Beziehung braucht es ein ausgewogenes Verhältnis von Nähe wie auch Distanz.

Nähe:

Wir Menschen brauchen Nähe. Sie gibt uns Sicherheit, Geborgenheit und die Möglichkeit, uns fallen zu lassen. Ich darf ich selber sein, so sein wie ich bin. Das wiederum gibt mir Geborgenheit und Vertrauen, lässt mich offen sein für mich und auch für den anderen. Wir Menschen brauchen Nähe als Stärkung für den Alltag.

Zu große Nähe:

Zu große Nähe führt jedoch in Abhängigkeit, sie erdrückt und führt zum Verlust der eigenen Persönlichkeit. Es ist keine Distanz möglich. Ein Anzeichen von zu großer Nähe ist, wenn nichts mehr ohne den anderen geht, wenn sich die Unfähigkeit zeigt, etwas alleine zu tun. Es fällt schwer, das Alleinsein auszuhalten, geschweige denn, sich selbst wahrzunehmen.

Gesunde Distanz:

So wie wir Menschen die Nähe brauchen, so brauchen wir auch die Distanz, um uns frei entfalten zu können. Im Abstand kann man die Dinge besser einordnen, gewinnt den Überblick und bekommt auch eine andere Sichtweise auf die Dinge.

Zu große Distanz:

Zu große Distanz drückt sich darin aus, dass kein emotionaler Austausch, keine Nähe stattfindet. Man spricht nicht über Gefühle, über das, was mich tatsächlich beschäftigt. Der Austausch findet auf der Verstandesebene statt, man tauscht sich über Projekte, nicht jedoch über Gefühle aus. Zu große Distanz führt zu Gleichgültigkeit, Teilnahmslosigkeit, Sprachlosigkeit und Isolation.

Nähe und Distanz in der Familienaufstellung:

Nähe und Distanz sind ein Teil der Aufstellungsarbeit. In ihnen zeigt sich die Position der einzelnen Familienmitglieder und drückt aus, wie die Familienmitglieder zueinander stehen. Wo bedarf es einer Abgrenzung, damit sich gesunde Beziehungen entwickeln können? Wo sind Blockaden, die eine gesunde Nähe nicht ermöglichen? Was hindert einzelne Familienmitglieder daran, zueinander zu finden? Familienaufstellungen decken ein Ungleichgewicht in diesen Punkten auf und ermöglichen die individuell passende Position im Gefüge zu finden. Sie ermöglicht jedem, ein systemisches wie persönliches Gleichgewicht zu erlangen.

Scham

Gesunde Scham hat eine schützende Funktion. Sie schützt den Wesenskern, das Innerste unseres Menschseins. Scham lässt sich gut an dem Bild eines Hauses mit Vorgarten und einem schützenden Zaun erklären:

Das Haus ist unser Wesenskern, das Innere unseres Menschseins. Der Wesenskern ist das, was mich in meiner Persönlichkeit ausmacht. In Sprüche 4,23 wird dieser Wesenskern als Herz bezeichnet: „Mehr als alles hüte dein Herz, denn von ihm geht das Leben aus".

Geschützt durch die Scham, die Mauern des Hauses, haben wir die Möglichkeit, uns frei darin zu entfalten und zu leben. Wir haben auch die Möglichkeit durch unser Fenster hinauszuschauen, zu betrachten, was in der Welt so vor sich geht und die Sonne herein zu lassen. Vor dem Haus befindet sich ein Garten, der uns durch den Zaun, der Schamhülle, vor der Welt draußen schützt. Hier, in meinem geschützten Garten, kann ich Blumen pflanzen, meine Gaben und Fähigkeiten entfalten. Nun haben wir die Möglichkeit, die Gartentür zu öffnen und andere Menschen in unseren Garten hereinzulassen. Es sind Menschen, denen wir nahe sein wollen, Freunde, Bekannte, zeitweise auch Arbeitskollegen. Ganz besondere Menschen lassen wir sogar in unser Haus, in unseren Wesenskern. Gesunde Beziehungen lassen sich dann aufbauen, wenn ich es schaffe, nur die Menschen in meinen Garten zu lassen, die mir gut tun und die meine Talente und Fähigkeiten fördern helfen. Und diejenigen, die mir schaden, wieder vor die Tür oder gar vor das Gartentor zu setzen. Hier ist es wichtig, rechtzeitig wieder Distanz zu schaffen, bevor sie Schaden anrichten können. Dazu gehört das Erkennen wer mir gut tut und wer mir schadet, und dann das sich lösen und nicht in einer negativen Beziehung zu verharren. In dieser Weise lassen sich gesunde Beziehungen aufbauen. Die Mauern des Hauses schützen meinen Wesenskern. Ich selbst darf bestimmen, wen ich in meinen Garten und wen ich in mein Haus hineinlasse. Nähe und Distanz helfen mir dabei. Im Garten pflege ich meine Beziehungen, die mir wertvoll und wichtig sind. Die Schamhülle, der Zaun schützt mich und ermöglicht mir, gesunde Beziehungen zu leben.

Missbrauch

Missbrauch ist wie ein Mähdrescher, der den Zaun meines Lebens niederreißt und die Pflanzen des Gartens überrollt. Missbrauch kann auf verschiedenste Weise geschehen:

Körperlicher Missbrauch:

Hierzu zählen Schläge, also körperliche Gewalt. Der andere, Schwächere ist mir körperlich unterlegen, ausgeliefert. Auch Schreien, Schütteln zählt in diesen Bereich!

Emotionaler Missbrauch:

Emotionaler Missbrauch findet beispielsweise statt, wenn ich als Erwachsener das Kind für meine Bedürfnisse benutze. Kinder sind nicht die Seelsorger oder Ersatzpartner ihrer Eltern. Es gibt Dinge, die gehören in den Erwachsenenbereich, Eltern dürfen ihre Kinder nicht mit allem, was sie beschäftigt, belasten und damit überfordern. Erwachsene brauchen ihre eigenen Austauschpartner! Es ist auch wichtig, dass Kinder die Möglichkeit haben, sich frei zu entfalten, Freundschaften außerhalb der Familie zu knüpfen.

Sexueller Missbrauch:

Unsere Sexualität ist der intimste Bereich unseres Menschseins. Er muss in besonderer Weise geschützt werden. Geschieht der sexuelle Missbrauch innerhalb des eigenen Familiensystems, so sind die Auswirkungen besonders verheerend. In meinen Augen ist auch die derzeitige Genderpolitik, bereits Kinder in den Kindergärten mit Homosexualität zu konfrontieren, die Komikplakate mit sexuellen Inhalten überall aufzuhängen, eine Grenzüberschreitung im sexuellen Bereich. Anstatt Kinder zu schützen, liefert man sie einer sexualisierten Atmosphäre aus.

Geistlicher Missbrauch:

In Kirchen und Gemeinden ist immer wieder der geistige Missbrauch zu finden. Wenn die Vorgaben und Wertvorstellungen einer geistlichen Leitung im Zentrum stehen und nicht die persönliche Beziehung zu Jesus, besteht die Gefahr eines geistlichen Missbrauchs. Ich habe einmal die Aussage gehört: Ohrringe oder Tanzen sind vom Teufel. Nicht die Dinge sind schlecht, es kommt darauf an, in welcher Weise wir sie gebrauchen. Tanzen ist etwas sehr Schönes, ich kann mich in guter Weise daran erfreuen. Ohrringe, Schmuck - Gott hat in uns Frauen die Sehnsucht hineingelegt, schön zu sein, das dürfen wir nutzen. Fernsehen, Handy, PC sind eine Bereicherung, sofern wir mit Verantwortung damit umgehen.

Missbrauch, egal in welcher Weise, zerstört den Garten unseres Lebens. Da nun kein Zaun mehr vorhanden ist, machen wir bedauerlicherweise die Erfahrung, dass Menschen, die uns nicht gut tun, in unserem Garten herum trampeln. Die Scham, die uns bisher beschützt hat, wird durch diese Grenzverletzung zur Mauer. Sie wird um den Wesenskern aufgebaut, um diesen zu schützen. Doch da eine Mauer nicht durchlässig ist und nicht wie das Haus eine Tür besitzt, ist der Mensch dahinter einsam und gefangen.

Täter – Opfer

Bei einer gesunden Intimität begegnen sich zwei Wesenskerne und bilden eine Einheit. Der Austausch geschieht freiwillig.

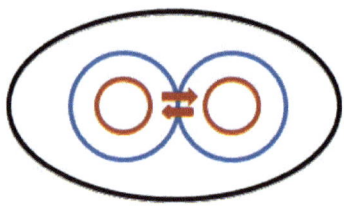

Bei Missbrauch handelt es sich um eine unfreiwillige Intimität. Der Täter tritt in den Wesenskern des Opfers ein. Das Opfer nimmt vom Täter alles auf und umgekehrt.

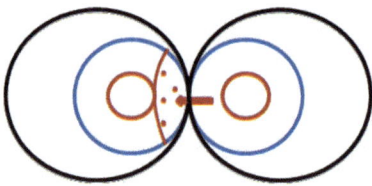

Jeder Mensch trägt Täteranteile wie Wut, Macht, Befriedigung und Hass in sich, als auch Opferanteile wie Angst, Ohnmacht, Schmerz und Liebe. Jeder, der mächtig agiert, trägt auch einen Ohnmächtigen in sich.

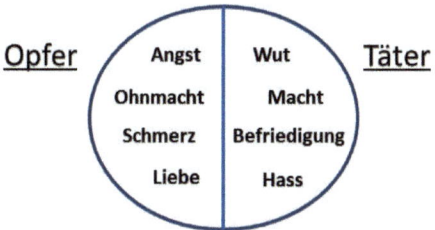

Bei einer Grenzüberschreitung verdrängt das Opfer seine Opferanteile und spaltet diese von seiner Persönlichkeit ab. Um sich ganz zu fühlen, sucht es sich seinerseits ein Opfer und wird so zum Täter. Das Opfer wiederrum sucht den Täteranteil im anderen, um ebenfalls seine Vollständigkeit zu finden. Opfer und Täter ziehen sich regelrecht an.

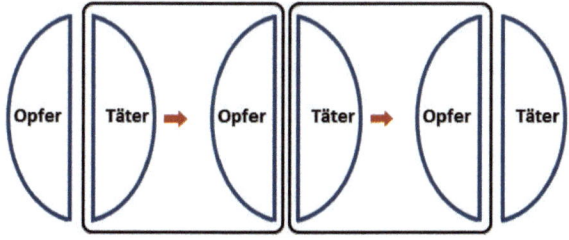

Lösung geschieht auf zwei Wegen. Einmal geht es darum, seinem eigenen Schmerz zu begegnen, mit seinen eigenen Verletzungen in Berührung zu kommen und sich ihnen zu stellen.

Als zweites ist eine Abgrenzung notwendig. Die Abgrenzung gegenüber dem Täter macht es dem Opfer möglich, sich auch von Menschen abzugrenzen, die ihm nicht gut tun. Durch Abgrenzung besteht die Möglichkeit, gute und gesunde Beziehungen entstehen zu lassen.

Gewalt

Gewalt hat viele Gesichter. Sie ist eine Handlung gegen den Willen des anderen mit dem Ziel zu verletzen, zu demütigen oder auszugrenzen. Sie geschieht nicht zufällig. Diejenigen, die Gewalt anwenden, tun dies absichtlich und wollen damit ein bestimmtes Ziel erreichen. Als Täter bezeichnet man diejenigen, von denen die Gewalt ausgeht.

Für den, der Gewalt erleiden muss, ist Gewalt immer sehr schmerzhaft, nicht nur weil sie körperlich weh tut, sondern weil dabei auch die Seele verletzt wird. Der emotionale Schmerz kann hierbei größer und weitreichender sein als der körperliche Schmerz.

In Gruppen, vorrangig am Arbeitsplatz, in Freizeitgruppen, sowie in Familiendynamiken kann man eine Hierarchie der Gewalt vorfinden.

Hierarchie der Gewalt

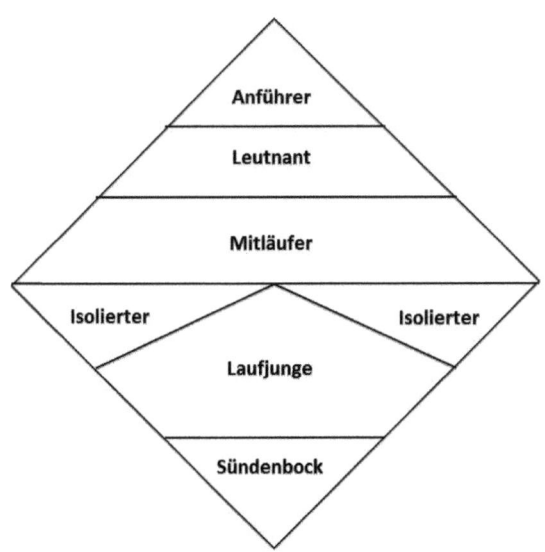

Anführer:

Der Täter, von ihm geht alles aus. Er ist der Drahtzieher, doch sein Handeln liegt im Verborgenen, von außen nicht sichtbar. Er zeigt sich nicht, er lässt andere für sich handeln.

Leutnant:

Er ist nahe am Anführer, jedoch auch nahe am Sündenbock. Er führt die Befehle des Anführers aus. Dies kann bewusst oder unbewusst geschehen. Bewusst dann, wenn ihm sein

Handeln klar ist, unbewusst, wenn er als „Spielball" des Anführers dient, damit das „Spiel", sein Anliegen, umgesetzt wird. In jedem Fall ist er eine Person, die nahe am „Sündenbock" positioniert ist, die in direktem Bezug zum Sündenbock steht.

Mitläufer:

Sie halten das Spiel am Laufen. Das Zusammengehörigkeits-gefühl gibt ihnen Macht. Da sie nicht in direktem Bezug zum Sündenbock stehen, sind sie auch nicht zu greifen.

Laufjunge:

Hat wenig Status, ist der Laufjunge, führt Dinge aus.

Isolierte:

Sie haben keine Ahnung von dem, was läuft. Sie sind nicht in das Geschehen eingeweiht.

Sündenbock:

Das Opfer, das ausgeschlossen, ausgegrenzt wird und dem die Schuld an jeglichem aufgebürdet wird.

Mehr zu diesem Thema finden Sie in dem Buch „Konfrontative Pädagogik" von Jens Weidner.

Projektion

„Projektion ist das ‚Hinauswerfen´ eigener Schwächen und Fehler auf andere. Indem wir andere beschuldigen, reinigen wir uns von unseren eigenen Sünden. Dazu identifizieren wir ‚Schuldige´ aus der Menge heraus. Dann sondern wir sie von der übrigen Masse ab, isolieren sie und stellen sie an den Pranger" (Victor Chu, Neugeburt einer Familie, S. 31)

Eigene Schwächen, die wir an uns selbst nicht wahrhaben möchten, projizieren wir auf den anderen. Er ist der Böse, der Schuldige, der bekämpft werden muss. Wenn wir das tun, brauchen wir uns nicht mit uns selbst, mit unseren eigenen Schwächen und Fehlern auseinanderzusetzen.

Ehe – das Zusammenfinden zweier Systeme

Darum verlässt ein Mann seinen Vater und seine Mutter
und hängt an seiner Frau, und sie werden ein Fleisch
(Genesis 2,24)

Für das Gelingen einer Ehebeziehung braucht es drei Grundlagen: Die Liebe, das Zusammenfinden zweier Systeme sowie das „ein Fleisch"-Werden.

Liebe:

Liebe lässt sich auch mit Herzensbeziehung umschreiben. Ich fühle mich zu dem anderen hingezogen, nahe und geborgen, verbunden. So kann die Liebe zwischen den beiden Liebenden fließen.

Es gibt Hindernisse, die Liebe zwischen zwei Menschen nicht fließen lassen. Wenn ich an einen früheren Partner noch immer innerlich gebunden bin, kann eine neue Beziehung nicht gelingen. Deshalb werden bei Familienaufstellungen auch immer wieder frühere Partner und frühere Liebesbeziehungen aufgestellt. Verborgenes wird „zutage" gebracht und geklärt. Durch dieses „Verstehen" kann ganz neu mit der Situation umgegangen werden.

Zusammenfinden zweier Systeme:

Wenn zwei Menschen sich finden, treffen automatisch zwei Familiensysteme aufeinander. Man ist geprägt von dem, was man innerhalb seiner Familie erlebt hat und versucht, dies auch in der neuen Beziehung zu leben. Das „Zueinanderfinden" der beiden Systeme bedeutet „harte Arbeit", doch nur so kann eine Beziehung wachsen und zu einer tragfähigen Beziehung werden.

Beim Familienstellen entdecken wir immer wieder, dass wir genau das suchen, was wir bereits in unserer Herkunftsfamilie erlebt haben, z.b. das Thema Ausgrenzung. Finden wir dieses Thema auf der mütterlichen Linie, können wir oft erkennen, dass sich dasselbe Thema auch auf der väterlichen Linie zeigt. Kinder, die ohne Vater aufwachsen, suchen sich Partner, denen diese Vaterlosigkeit vertraut ist. Oft ist es auch die Konstellation starke Mütter und schwache Väter, die sich von Generation zu Generation wiederholt. Das Vertraute zieht uns an. Dinge wiederholen sich so lange, bis sie gelöst werden.

Ein Fleisch Werden:

„Ein Fleisch Werden im Familiensystem", das sind die Kinder. In jedem Kind finden wir einen Teil des Vaters und einen Teil der Mutter. Dieser Teil lässt sich weder trennen noch ausblenden. Ein Kind trägt beides in sich, Vater und Mutter. Geschehnisse, die beide Elternteile aus ihren Familiensystemen mitbringen, vereinigen sich im Kind. Für das Kind selbst entsteht aus diesen beiden Systemen der Eltern ein neues System.

Innerhalb der Familienaufstellung geht es also darum, den Blick auf die beiden elterlichen Familiensysteme zu richten und dort ungelöste Familienkonflikte aufzuspüren und zu bearbeiten.

Für Kinder, die ihren Vater nie kennengelernt haben, fehlt etwas Grundlegendes. Sie fühlen sich nicht „ganz" und merken, da fehlt etwas. In den Familienaufstellungen kann dieses Fehlende zusammengeführt werden, das Kind kann sich mit dem fehlenden Vater auseinander setzen und mit seinen Emotionen ihm gegenüber in Berührung kommen.

Es kann auch umgekehrt sein, dass der Vater, der keinen Kontakt zu seinen Kindern hat, in der Aufstellung Dinge bereinigt und für sich selber klärt. Oftmals geschieht nach Aufstellungen, dass sich neue Kontakte entwickeln, ein neues Aufeinander zugehen wird möglich.

Wie eine Familienaufstellung vor sich geht

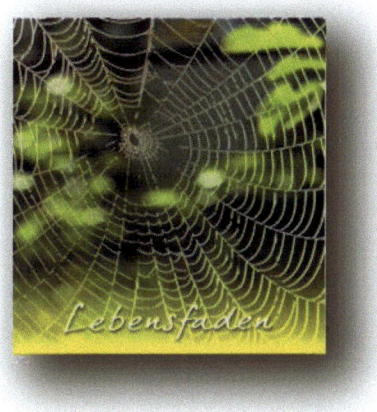

Spinnennetz

Unser Familiensystem lässt sich am einfachsten anhand eines Spinnennetzes erklären. Wie bei einem Spinnennetz verlaufen die Fäden von einer Generation in die nächste. Befindet sich innerhalb des Spinnennetzes ein Knoten, so hat dieser Defekt Auswirkungen auf die weiteren Stränge innerhalb des Spinnennetzes. Ähnlich ist es bei uns in unserem Familiensystem. Geschehnisse aus der Vergangenheit haben Auswirkungen auf die heutige Generation:

- Kriegsgeschehnisse: Es wurde nicht darüber gesprochen, verdrängt, doch die heutige Generation leidet unter ihren Auswirkungen.

- Wenn Geschwister verstorben sind, wenn die Mutter zu früh stirbt, das sind Geschehnisse, die Auswirkungen auf die nächste Generation haben.
- Familiengeheimnisse, Scham über etwas, das innerhalb der Familie passiert ist, können solche Knoten in einem Spinnennetz sein.

Bei der ersten Aufstellung kommt normalerweise nicht gleich alles zum Vorschein, was in der Familie vorgefallen ist. Man bekommt nur einen Teil der Wahrheit zu sehen. Gott weiß, wie viel wir verkraften können, und das bringt er zum Vorschein. Daher bleibt auch einiges im Dunkeln bis die Zeit dafür reif ist.

Für Gott gibt es keinen Unterschied zwischen Gegenwart, Vergangenheit oder Zukunft, ER ist ohne Zeit, ER ist ewig. Darum ist es für IHN kein Problem, hier und jetzt Dinge aus der Vergangenheit zu zeigen und zu lösen.

Wie werden Knoten gelöst?

- Aufdecken, wahrnehmen und in unser Leben integrieren. Wissen, woher meine Schwierigkeiten kommen, die Ursache dafür erkennen und annehmen.
- Es geht darum, Dinge zu bereinigen, die falsch gelaufen sind. Lasten, die ich von meinen Eltern übernommen habe, kann ich wieder an sie zurückgeben.
- Abgrenzung! Täter und Opfer müssen eine klare Abgrenzung erfahren.
- Opfer brauchen Schutz, Unterstützung durch eine andere Person oder Jesus, der in dieser Situation beisteht.

- Durch Wertschätzung: Du bist wertvoll und kostbar für mich.

Praktische Umsetzung:

Wenn ich Beschwerden habe und zum Arzt gehe, muss ich ihm erst einmal sagen, wo mein Problem liegt, welche Beschwerden ich habe. Ich muss ihm genau beschreiben, was los ist. Je genauer ich meine Beschwerde beschreibe, desto gezielter und konkreter kann er mir auch helfen. So geschieht dies auch bei der Familienaufstellung.

Dann kommt die Anamnese, die Aufnahme der Familiengeschichte. Als Aufstellungsleiter erstelle ich ein Genogramm der Familie, d.h. ich schreibe mir die einzelnen Stammbäume der Familie auf und die Besonderheiten innerhalb der einzelnen Generationen.

Anschließend wird die Familie aufgestellt. Der Aufstellende sucht sich im Raum Personen, Stellvertreter aus, welche die Rolle der einzelnen Familienmitglieder übernehmen und stellt sie so auf, wie sie in Beziehung zueinander stehen. Die einzelnen Personen erspüren die Atmosphäre in der Familie, gemeinsam mit ihnen versuche ich mich zur Verstrickung vorzutasten.

Wie der Arzt sich bei einer Operation Stück für Stück zum Krebsgeschwür vorarbeitet, so arbeite auch ich mich als Aufstellungsleiter Stück für Stück vor, bis ich zu dem Ereignis komme, das Schwierigkeiten verursacht. Die Wunde wird freigelegt. Liegt die Operationswunde frei, so entscheidet der Arzt, wie er am besten Linderung verschafft.

Fragestellung

Die Fragestellung, das Formulieren des Anliegens, ist ein zentraler Punkt der Familienaufstellung.

Jesus hat nicht einfach nur geheilt, er ging auf die Person zu und fragte diese: "Was willst du, das ich dir tun soll?" Genau diese Frage stellt der Aufstellungsleiter auch an den Aufstellenden.

Je genauer dieser die Frage beantwortet, je genauer er sein Anliegen beschreibt, desto genauer bekommt er auch die Antwort anhand der Familienaufstellung.

Genogramm

In einem Genogramm wird der Stammbaum der Familie festgehalten. Wie war die Atmosphäre innerhalb der Familie, wie ging man miteinander um? Welchen Beruf übten die Eltern und die Großeltern aus? Welche Rolle spielten Mutter, Vater, Großmutter und Großvater? War die Familie vom Krieg oder einer Vertreibung betroffen? Ein Bauernhof oder eine Firma können ebenfalls grundlegend in einer Familienaufstellung sein. Gab es Fehlgeburten, Abtreibung oder sonstige Tote in der Familie?

Das Genogramm gibt Einblick in die Familienstrukturen. Während der Aufstellung kann der Aufstellungsleiter immer wieder darauf zurückgreifen.

Familienmotto

Jede Familie hat ihr eigenes Familienmotto, z.B. „Schaffe, schaffe, Häusle baue". Die Arbeit bestimmt das Familiengeschehen. Sie zählt mehr als die einzelnen Familienmitglieder.

Ein anderes Familienmotto kann sein: „Jungs sind alles, Mädchen gelten nichts". Dies zählte insbesondere in früheren Generationen, wenn es darum ging, wer den Bauernhof oder den Betrieb übernimmt. Auch heute noch kann man dieses Motto innerhalb eines Familiensystems finden.

Tabuthemen können ein Familienmotto sein. In manchen Familien wird über gewisse Dinge nicht gesprochen, sei es Geld, Sexualität oder Familiengeheimnisse. Wertvorstellungen zeigen sich im Familienmotto, z.B. „Du bist nur etwas wert, wenn Du studiert hast" oder „Frauen haben nichts zu sagen, der Mann entscheidet".

Das Familienmotto bestimmt die Atmosphäre, den Umgang miteinander, es bestimmt die Hierarchie und wie die einzelnen Familienmitglieder zueinander stehen.

Stellvertreter

Zuerst wird die Herkunftsfamilie aufgestellt, die Eltern und Geschwister, danach weitere wichtige Personen, die eine Rolle im Leben des Aufstellenden spielen.

Der Aufstellende sucht sich Personen aus, die seine Familie darstellen. Er geht auf Personen im Raum zu und fragt diese, ob sie bereit wären, Vater, Mutter, Geschwister oder er selbst zu sein. Das Aussuchen der Stellvertreter geschieht intuitiv. Oftmals höre ich die Aussage: ich wusste genau, dass Du mich als Mutter, Vater, Bruder oder Schwester aussuchst. Unbewusst wählen wir die entsprechenden Personen aus.

Es wurden auch schon einige Studien in Bezug auf die Stellvertreter im Familienstellen gemacht. Die gleiche Aufstellung mit verschiedenen Stellvertretern in verschiedenen Räumen, keiner wusste etwas vom andern, doch es ergab immer die gleiche Lösung.

Wissendes Feld

Wie kommt es, dass Stellvertreter die Situation der Familie erspüren? Wie kann es sein, dass sie Dinge wissen, die nur innerhalb der Familie bekannt sind? Wie kann es sein, dass sie Körperhaltungen einnehmen, die betreffende Personen innehaben? Wie kann es sein, dass sie Worte und Sätze aussprechen, die die Personen tatsächlich verwenden? Das kann sehr befremdend wirken.

Kennen Sie das nicht auch? Sie kommen in eine neue Gruppe, ein neues Umfeld und schon befinden Sie sich in einer Konstellation, die Ihnen sehr bekannt und vertraut ist. Wenn wir genauer hinschauen, erleben wir Tag für Tag, wie sich Situationen, die wir aus unserer Herkunftsfamilie kennen, sich in unseren Beziehungen, sei es in unserer Partnerschaft, unserem Bekanntenkreis, sei es bei der Arbeit, selbst in unserem christlichen Umfeld, wiederholen. Verstrickungen, die wir aus unserer Herkunftsfamilie kennen, entfalten sich neu, wiederholen sich immer wieder, bis wir bereit sind, an ihnen zu arbeiten, sie aufzulösen. Und sind wir nicht dazu bereit, geben wir sie ungelöst weiter an die nächste Generation.

Das, was tagtäglich im Verborgenen geschieht, wird in einer Familienaufstellung offen gelegt. Es wird aufgedeckt.

Urkonflikt - Ort der Heilung

Die Aufstellungsarbeit besteht darin, sich von Generation zu Generation durchzuarbeiten bis hin zur „Urwunde", zum „Urkonflikt". Damit meine ich den bereits Generationen zurückliegenden Konflikt, der sich durch alle weiteren Generationen gezogen hat. Er ist der Auslöser für viele Probleme innerhalb der Familie. Als Aufstellungsleiter sehe ich mich auf dem Weg dahin als Werkzeug, als den „Hilfsarbeiter" Gottes.

Beim „Urkonflikt" angekommen, weise ich als Aufstellungs- leiter auf die Verbindung zwischen der Fragestellung und der „Urwunde" hin. Indem der Aufstellende die Situation von damals sieht, versteht er plötzlich seine ganze Lebenssituation. Es ist wie ein „Aha-Erlebnis". Er erkennt eine Verbindung zwischen dem, was damals war, und der jetzigen Situation sowie seiner gestellten Frage. Er kommt in Berührung mit der Ursache seiner jetzigen Problematik. Dies hat eine sehr befreiende Wirkung.

Nun geht es an die Aufarbeitung, der Auseinandersetzung mit der damaligen Situation.

Was hat der Person damals gefehlt? Das kann die Heimat sein, der fehlende Vater, die fehlende Mutter, das viel zu früh verstorbene Kind. Das damals Fehlende kann innerhalb einer Familienaufstellung hinzugefügt werden.

Hier, bei der „Urwunde", dem Ort der Heilung, werden wir mit den verschiedensten Gefühlen konfrontiert. Die freigesetzten Gefühle brauchen zur Heilung eine Resonanz:

- Fehlende Liebe braucht Nähe, einen körperlichen Kontakt, ein sich Umarmen.
- Angst braucht Schutz, einen Halt und Sicherheit.
- Wut braucht einen Raum, die Möglichkeit sich auszudrücken. In einer Aufstellung kann es somit auch einmal recht laut zugehen.
- Die Freude kann sich innerhalb der Aufstellung durch Lachen, sich Freuen, sich Umarmen ausdrücken.
- Trauer ist die Vorstufe des Loslassens. Immer wieder erlebe ich innerhalb einer Aufstellung, wie bei einem Stellvertreter die Tränen fließen, bevor er dann bereit ist loszulassen.
- Schuld muss erkannt und bereut werden. Zeigt der Schuldige (dargestellt durch seinen Stellvertreter) keine Reue, so muss er erst mit seiner eigenen Geschichte innerhalb seiner Herkunftsfamilie konfrontiert werden. Erfährt er Heilung in seiner Geschichte, so kommt er mit seiner eigenen Schuld in Berührung. Dies kann alles innerhalb einer Aufstellung geschehen.
- Hier ist auch Raum für Vergebung und Wiedergutmachung.
- Scham braucht Schutz, Abgrenzung, Distanz und Respekt. Dies gilt insbesondere für Übergriffe im sexuellen Bereich, die sich innerhalb einer Aufstellung durch „Ekel" zeigen.
- Schmerz braucht Trost, Linderung, Heilung, Zuwendung und Nähe.

Die verwundete Person kann "nachgenährt" werden, „auftanken". Gottes Heilung wird Raum gegeben. ER kann SEINE heilende Liebe in das Familiensystem einfließen lassen. Dem Familiensystem wird durch die Zugabe des fehlenden Aspekts in kürzester Zeit eine tiefgreifende Heilung ermöglicht.

Symbole

In dieser Phase der Aufarbeitung und Heilung arbeite ich sehr viel mit Symbolen. Es ist eine Methode aus der Gestalttherapie. Symbole verstärken und verdeutlichen Dinge. Deshalb verwende ich diese innerhalb meiner Aufstellungsarbeit.

Seile:

Um ausgesprochene Ausgrenzung, Isolierung zu verdeutlichen, kann um die Person ein Seil gelegt werden. Damit wird die Situation noch deutlicher und klarer vor Augen geführt.

Steine:

Oft tragen wir Lasten, die nicht zu uns gehören. Lasten, die wir von unseren Eltern, Großeltern oder sonst jemandem in unserem System übernommen haben. Durch die Rückgabe eines Steines können wir symbolisch die Last zurückgeben, die nicht zu uns gehört. Je nach Größe der Last wählt man sich einen entsprechend großen Stein aus. Der Empfangende merkt, ja, die Last gehört zu mir, ja, sie ist für mich nicht zu schwer.

Wird der Stein nicht angenommen, so bedarf es einer Klärung innerhalb seines eigenen Systems. Erst dann ist es möglich, seine eigene Schuld zu sehen und den Stein anzunehmen.

Abgrenzung:

In übergriffigen Situationen bedarf es einer Abgrenzung. Diese klare Trennung kann durch einen Stab oder ein Seil dargestellt werden. Sie dient zum Schutz des Opfers vor dem Täter.

Decke:

Das Opfer bedarf eines besonderen Schutzes, insbesondere wenn es einer besonders schwierigen Situation ausgesetzt ist. Eine Decke kann einen solchen Schutz darstellen.

Diamant:

Er kann in Partnerschaftsbeziehungen, Eltern-Kind-Beziehungen verdeutlichen: Du bist wertvoll, Du bist kostbar für mich.

Jesus

Jesus ist kein Symbol, doch wenn ER in die Aufstellung tritt, verändert sich die Situation. Daher nehme ich Jesus in besonders schwierigen Situationen als Schutz und Stärkung in die Aufstellung hinein.

Endbild – Lösungsbild

Das Bearbeiten des Urkonflikts hat bereits innerhalb der Familienaufstellung Auswirkungen auf die nachfolgenden Generationen. Stück für Stück gehe ich als Aufstellungsleiter nun wieder Generation für Generation voran bis in die Gegenwartssituation. Dabei werden auf dem Rückweg, symbolisiert durch die Rückgabe der Steine, weitergegebene Lasten zurückgegeben. In der Gegenwartssituation tausche ich den Aufsteller mit seinem Stellvertreter aus. Dieser befindet sich nun in einer ganz neuen Situation, in der er die Möglichkeit hat, Dinge mit seinen Eltern zu klären. Dargestellt durch ein „sich klein machen" versetzt er sich in seine Kindheit zurück und hat nun die Möglichkeit, die an ihn weitergegebene Last an seine Eltern zurückzugeben oder seinen Eltern mitzuteilen, was er von ihnen braucht. In diesem Endbild, Lösungsbild, zeigt sich auch sehr oft die notwendige Abgrenzung gegenüber Vater oder Mutter.

Dieses Endbild nimmt der Aufstellende mit in seinen Alltag. Seine Situation in Verbindung mit dem „Ur-Konflikt" macht ihn fähig in der Gegenwart zu handeln. Er kann plötzlich Dinge tun, die ihm vorher nicht möglich waren. Er ist herausgefordert, dieses Endbild in seinem Alltag präsent zu haben und mit seiner Hilfe neue Handlungsstrategien zu entwickeln.

Eine ausführliche Beschreibung der hier erwähnten Elemente der Familienaufstellung finden Sie in dem Buch „Neugeburt einer Familie" von Victor Chu.

Meine erste Familienaufstellung als Beispiel

Ein Vater der Waisen und ein Anwalt der Witwen
ist Gott in seiner heiligen Wohnung.
(Psalm 68,6)

Meine erste Aufstellung fand im Freundeskreis statt. Es war Neuland für mich, doch gerade mit dieser ersten Aufstellung wurde das Fundament meines Konzeptes „Christliches Familienstellen" gelegt. Mit meiner Freundin Tatjana hatte ich mich schon recht viel über das Familienstellen ausgetauscht, sodass sie sich zu einer Aufstellung bereit erklärte.

Auf meine Frage "Was ist Dein Anliegen? Was möchtest Du, dass Jesus in Deinem Leben heilt?", kam die Antwort: Ich kann mich nicht wehren, ich kann nicht sagen, was ich will. Andere respektieren meine Grenzen nicht. Es fällt mir im Allgemeinen auch sehr schwer, Gefühle zu zeigen. An Beispielen aus ihrem Leben stellte sie ihre Problematik dar.

Anhand ihrer Angaben erstellte ich das Genogramm ihrer Familie. Die Familie kommt aus Russland. Tatjana hat einen Bruder, der drei Jahre jünger ist. Der Vater war von Beruf Polizist, ihre Mutter war Beamtin im Jugendamt und sehr dominant. Innerhalb von Tatjanas Familie wurde nicht über Gefühle gesprochen, es war nicht möglich zu sagen, was man will oder gar „nein" zu sagen. Ähnliches spiegelte sich in der Generation davor. Ansonsten zeigte für mich das Genogramm keine Auffälligkeiten.

Ich forderte Tatjana auf, Stellvertreter für ihren Vater, ihre Mutter, ihren Bruder und für sich selbst auszusuchen. Tatjana ging auf einzelne Personen im Raum zu und fragte:

Willst Du mein Vater sein, willst Du meine Mutter sein, willst Du mein Bruder sein, willst Du mich selber sein? Dann berührte sie die jeweilige Person an der Schulter und führte diese an ihren Platz im Raum. Die aufgestellten Personen stellten das Beziehungsfeld der Familie dar. Auffällig war, dass alle in eine Richtung schauten, dass keine Beziehung zwischen den Familienmitgliedern bestand. Tatjana stand abseits, getrennt von ihrer Familie.

Meine Aufgabe als Aufstellungsleiterin besteht nun darin auf die einzelnen Personen zuzugehen und sie zu fragen, wie es ihnen geht, ob sich irgendwelche Körperreaktionen zeigen, wie z.B. Kälte, Wärme, Schwere oder auch die Tendenz sich an einen anderen Ort zu bewegen. Ich beginne mit dem Vater, dann der Mutter, dann den Kindern nach der Geburtsfolge. Nach der Beschreibung ihrer Befindlichkeit lasse ich die Empfindungen durch die Stellvertreter in einem Wort zusammenfassen. Bei der Stellvertreterin der Mutter zeigten sich deutliche Reaktionen, sodass ich wusste, dass die Aufstellung in diese Richtung weiter geht. Ich stellte die Mutter wiederum ihrer Mutter gegenüber, doch diese konnten sich kaum anschauen. Als ich nun die Großmutter wiederum ihrer Mutter gegenüberstellte, schien die Beziehung vollkommen in Ordnung zu sein.

Nun wandte ich mich an Tatjana und fragte sie, ob in dieser Generation der Urgroßeltern etwas Besonderes passiert sei. Tatjana erzählte, dass ihr Urgroßvater vom Staat abgeholt wurde und nie mehr zurückkehrte. Ihre Großmutter konnte nur sehr schwer mit der Situation umgehen. So nahm ich einen weiteren Stellvertreter, der den Urgroßvater darstellte, und stellte diesen an die Seite seiner Frau. Es herrschte eine innige Beziehung zwischen den Eltern und dem Kind.

Dies änderte sich sofort, als ich den „Staat" aufforderte sich in die Szene zu begeben. Die Urgroßmutter reagierte mit Verzweiflung, als man ihren Mann wegführte. Ihr Blick ging nur noch in die Richtung, in der ihr Mann verschwunden war, ihrer Tochter schenkte sie keinerlei Beachtung mehr. Diese lag zusammengekauert auf dem Boden und zitterte am ganzen Körper. Ich ging auf das Kind zu und fragte, was es brauche. In seinem Zustand war es jedoch nicht fähig eine Antwort zu geben. Ich folgte meinem Impuls „Schutz" und breitete eine Decke über es aus. Das Kind zog die Decke um sich, das Zittern hörte jedoch nicht auf. Was hätte das Kind in diesem Moment am meisten gebraucht? Vater und Mutter, die in der Realität nicht da sein konnten. Der Vater, der vom Staat abgeholt wurde, die Mutter, die aufgrund dieser Tatsache nicht für ihr Kind da sein konnte.

In einer Aufstellung besteht die Möglichkeit, die Realität zu verändern, das hinzuzufügen was in der Wirklichkeit nicht vorhanden war. So stellte ich Vater und Mutter zu ihrer Tochter mit den Worten: „Das hier ist Eure Tochter, schaut sie an".

Sofort hörte das Kind auf zu zittern, hob ihren Blick zu ihren Eltern hin und schüttelte ihre Decke ab. Vater und Mutter nahmen ihre Tochter in die Arme und diese begann bei ihren Eltern „aufzutanken", sich das zu holen, was sie in ihrer Kindheit nicht bekommen hatte.

Hier ist für mich der Ort der Heilung, der Ort, an dem Gottes heilende Liebe in das Familiensystem hineinfließen kann. Es ist ein sehr bewegender Moment, in dem wir alle im Raum Gottes Gegenwart spüren dürfen und einfach nur noch staunen können. In einem Zeitraffer von wenigen Minuten dürfen wir erleben, wie eine tiefe Verletzung geheilt wird.

Die verletzte Person bestimmt die Länge des „Nachnährens", ich lasse ihr so viel Zeit, wie sie braucht.

Nachdem das Kind „satt" war, löste es sich von ihren Eltern und wandte sich ihrer eigenen Familie zu. Nun war sie selbst fähig, ihre eigene Tochter zu sehen und ihr ihre Liebe zu schenken. Dies war jedoch nicht sofort möglich, da zu viel Ungeklärtes zwischen den beiden stand. Hier kamen nun die Steine ins Spiel. Die Tochter (Tatjanas Mutter) suchte sich einen Stein aus, den diese an ihre Mutter zurückgab. Da sie als Kind die Last von ihrer Mutter erhalten hat, begibt sie sich bei der Steinrückgabe in die Position des Kindes, d.h. sie macht sich klein vor ihrer Mutter. Für das Kind ist der Stein sehr schwer, weil für sie die Last auch in der Realität sehr schwer war. Für die Mutter, die den Stein entgegennimmt, ist der Stein nicht schwer, denn die Last gehört zu ihr, es ist ihre Last, die sie an die Tochter weitergegeben hatte.

Nun stehen sich Tatjanas Mutter und Tatjana selbst gegenüber. Hier tausche ich die Stellvertreterin mit Tatjana aus. Beide können sich nicht anschauen. Tatjana geht einen Schritt zurück, um eine Distanz zwischen sich und der Mutter zu schaffen, doch dies reicht nicht aus. Ich lege ein Seil als Abgrenzung zwischen die Beiden. Alle Anspannung fällt von Tatjana ab. Über die Abgrenzung hinweg kann sie ihre Mutter anschauen und ihr begegnen.

Das Lösungsbild von Tatjanas Aufstellung ist die Abgrenzung. Abgrenzung stoppt die Last, die seit Generationen weitergegeben wurde. Abgrenzung gibt der Mutter die Chance, sich mit ihrer eigenen Geschichte auseinander-zusetzen anstatt diese an Tatjana weiterzugeben. Für Tatjana bedeutet die Abgrenzung, dass ihre eigene Heilungsgeschichte in Bewegung gesetzt wird. Verdrängtes wie Wut, Schmerz, Ohnmacht darf zutage kommen, Heilung kann geschehen.

In einer Familienaufstellung gibt es also zwei Orte der Heilung: zum einen die Heilung der „Urwunde" zum anderen die Heilung in der Gegenwartssituation.

An dieser Stelle möchte ich die Fragestellung mit dem Lösungsbild verknüpfen. Tatjanas Anliegen war: "Ich kann mich nicht wehren, ich kann nicht sagen, was ich will, andere respektieren meine Grenzen nicht. Es fällt mir im Allgemeinen auch sehr schwer Gefühle zu zeigen."

Indem Tatjana die Situation ihrer Urgroßmutter sah, verstand sie plötzlich ihre ganze Lebenssituation. Sie konnte eine Verbindung zwischen ihrer Fragestellung und der derzeitigen Situation herstellen. Die Großmutter war wehrlos, sie konnte sich nicht gegen den übermächtigen Staat wehren. Es war wie ein Aha-Erlebnis mit befreiender Wirkung.

Tatjana ist nun herausgefordert, diese „End-Konstellation" im Alltag, besonders in schwierigen Situationen, anzuwenden und umzusetzen.

Bei der Austauschrunde im folgenden Monat gab Tatjana Zeugnis darüber, dass sie nun Dinge tun kann, die ihr vorher nicht möglich waren.

Tatjana:

Petra kenne ich schon seit langem. Sie hat mein Vertrauen dadurch gewonnen, dass sie offen über ihre Familiensituation berichtete, in der ich mich selber wiederfand. Sie hat mir von ihrer Ausbildung im Familienstellen erzählt. Ich war fasziniert und neugierig, warum Petra so viel Zeit, Kosten und Mühe für diese Ausbildung auf sich nahm. Ihre Erzählung, dass die Erlebnisse von Vorfahren eine so große Rolle in ihrem jetzigen Leben spielen, war für mich zu fern, zu naiv und zu unwahrscheinlich. Das schien mir unmöglich.

Als ich von Petra das Angebot erhalten habe meine eigene Situation aufzustellen, habe ich es ihr zuliebe getan. Ich war zwar skeptisch, hatte kaum Zeit, doch da mir Petra wichtig ist, wollte ich sie in ihrem Projekt unterstützen. Der Abend begann um 19.30 Uhr. Petra hatte das Familienstellen in der Runde bereits erklärt, als ich gegen 20.00 Uhr zur Gruppe stieß. Da mir Petra schon viel über das Familienstellen erzählt hatte, war es für mich in Ordnung gleich einzusteigen.

Es fiel mir nicht schwer, offen zu sein, da ich ansonsten niemanden kannte. Ich wählte ein Thema, das mich schon seit Jahren immer wieder beschäftigte. Irgendwann wurde mir bewusst, dass ich in vielen Situationen nicht „nein" sagen kann. Es beschämte mich, jemandem meine Bedürfnisse und Wünsche mitzuteilen. Es war mir nicht möglich, meine verletzten Gefühle zu zeigen. Wenn jemand meine Grenze überschritt, schämte ich mich, dies dem anderen zu zeigen. Ich ließ es zu, dass andere sich in meine Lebensbereiche einmischten, die sie nicht zu interessieren hatten. Ich merkte, dass auch meine Kinder nicht fähig waren, sich zu wehren. Das war besonders schmerzhaft für mich.

Als Petra mich aufforderte Stellvertreter für meine Familie auszusuchen und im Raum aufzustellen, führte ich dies aus, ohne das Ganze ernst zu nehmen. Betroffen war ich erst, als die Stellvertreter ihre Gefühle innerhalb der Familie mitteilten. Leute, die mich, meine Familie, mein Land, meine Kultur nicht kennen, zeigten unsere Familiensituation in der

Tiefe. Der Kern war getroffen, die wahre Beziehungslosigkeit stand mir vor Augen, was Tränen in mir auslöste. Ich fühlte mich hilflos vor der unverhüllten Wahrheit, die mir da so plötzlich und unerwartet begegnete.

Als die Situation mit meiner Urgroßmutter dargestellt wurde, verknüpfte Petra die damalige Situation mit meiner heutigen. Es war für meine Urgroßmutter unmöglich sich zu wehren, da der Staat viel zu mächtig war, auch schämte sie sich ihrer Situation. Petra gab mir einen Satz mit auf den Weg, der mich seither begleitet: „Deiner Großmutter war es nicht möglich, sich in ihrer Situation zu wehren, aber du, Tatjana, hast die Möglichkeit, du musst dich nur trauen."

Im Endbild zeigte sich die Abgrenzung gegenüber meiner Mutter als sehr hilfreich. Dabei wurde mir bewusst, dass mir die Abgrenzung auch in anderen Bereichen meines Lebens fehlte.

Genau das habe ich aus dieser Aufstellung profitiert. Ich kann heute Dinge tun, die mir früher nicht möglich waren. Ich habe gelernt, mich zu überwinden und meine verletzten Gefühle zu zeigen. Ich habe gelernt, meine Wünsche zu sagen. Inzwischen erkenne ich Beziehungen, die mir nicht gut tun und distanziere mich davon.

Am Ende des Abends stand für mich fest, ich mache weiter! Aus dem „ungläubigen Thomas" wurde ein „überzeugter und begeisterter". Wie Thomas habe ich die Realität gesehen, dass Geschehnisse aus der Vergangenheit (Vorfahren) auch heute noch ihre Auswirkungen zeigen.

Ich bin seither bei der Jahresgruppe mit dabei und habe bisher vier eigene Aufstellungen erlebt. In meinem Leben ist seither viel in Bewegung. Dinge, von denen ich nicht wusste, wie ich sie verändern soll, verändern sich von alleine.

Fazit:

Gott ist ein Vater der Waisen und ein Anwalt der Witwen. ER hat den Blick der Urgroßmutter gesehen, als man ihren Mann abholte, und die Verzweiflung der Tochter. ER ist diesen beiden in ihrer Not begegnet, hat ihren Mangel ausgefüllt und Heilung geschenkt.

Teil II:

Themen einer Aufstellung

„Wie die Unterschiedlichkeit
der Menschen
so die Vielfalt der Themen."

Der Augapfel Gottes contra Familienstruktur

Die Geschichte Davids in der Bibel

Auf, salbe ihn, denn dieser ist es!
(1. Samuel 16,12)

David war der von Gott Gesalbte, David der Augapfel Gottes. Sein Leben war geprägt von seiner Beziehung zu Gott. Gottes Salbung und Segen lagen auf ihm. Auf seinem Leben lag der Segen Gottes. Gott hat ihn begleitet und ihn auch immer wieder aus seinen Tiefen herausgeholt. ER ist ihm in seinen Schwächen begegnet und hat ihn immer wieder gestärkt. Je mehr ich mich jedoch mit diesem David beschäftigte, entdeckte ich auch das Chaos in seinem Leben, besonders innerhalb seinen Familienstrukturen. Was hat David geprägt, welche Rolle spielte er in seiner Herkunftsfamilie, wie hat ihn dies auf seinem Lebensweg geprägt und welchen Einfluss hatte dies auf seine späteren Beziehungen, auf seine Frau und Kinder?

Wie wir aus der Salbung Davids zum König (1. Samuel 16, 1-13) entnehmen können war er der Jüngste von Isais Söhnen. Während Isai voller Stolz auf die Ältesten schaute, galt David nicht viel in den Augen seines Vaters. Als Samuel Isai und seine Söhne zum Opfermahl einlud (1. Sam. 16,5b) brachte dieser nur seine sieben ältesten Söhne mit. David wurde bei der Einladung nicht beachtet und vergessen. Er war auf dem Feld und hütete die Schafe. Ein Sohn nach dem anderen wurde Samuel zur Salbung vorgeführt und immer wieder erklärt Samuel: Diesen hat Gott nicht erwählt. Auf die Frage Samuels: Sind das alle Deine Söhne?, gibt Isai, eher abwertend die Antwort: Es fehlt noch der Jüngste. Sieh, er hütet die Schafe.

David wurde von seinem Vater nicht wahrgenommen. Erst als Samuel ausdrücklich fragte: Sind das alle Deine Söhne? erinnert sich Isai, dass der Jüngste fehlt und die Schafe hütet.

Auch in der Geschichte von David und Goliath aus 1. Samuel 17 wird der Stellenwert Davids innerhalb seiner Herkunftsfamilie deutlich. Während die ältesten drei Söhne Isais hervorgehoben werden, wie sie in den Krieg zogen, wird David wiederum mit dem Hüten der Schafe in Verbindung gebracht (1. Sam. 17, 12-15).

Doch auch wenn David von seinem Vater nicht gesehen wurde, Gott hat ihn gesehen! Er hat ihn gerufen und durch Samuel zum König salben lassen. Auch als ihm die Gelegenheit verwehrt wurde, wie seine Brüder gegen die Philister in den Krieg zu, hat Gott David Raum gegeben in SEINEM Namen zu kämpfen und den Sieg zu erlangen.

David wurde von Gott gesehen, von IHM wahrgenommen und gesegnet. Doch das „Nicht Wahrgenommen Werden" von Seiten seines Vaters hatte Auswirkungen auf David. Ihm fehlte die Bestätigung seines menschlichen Vaters, die Stärkung als Mann.

Gott begegnete David in seinen Verfehlungen und Verletzungen. Den Weg wie auch die Tiefe seiner Heilung können wir in den Psalmen verfolgen. Sie sind immer wieder Ausdruck seiner Heilung und der Begegnung mit Gott.

Ich kenne Menschen, bei denen ich sagen kann, der Segen Gottes liegt auf ihrem Leben, sie setzen ihre Gaben und

Fähigkeiten für das Reich Gottes ein und Gott segnet sie. Bei näherem Hinschauen entdecke ich ein ähnliches Chaos in den Beziehungsstrukturen wie bei David.

Ich denke, dass es sich hierbei um zwei Ebenen handelt. Ich kann, genau wie David, eine sehr persönliche Beziehung zu Jesus haben, erleben, dass ER mein Leben segnet und mich mit meinen Gaben gebraucht. Und doch können sich sehr destruktive, zerstörende Strukturen in meinem Leben befinden, die Aufgebautes wieder zerstören. Es sind die verletzten Familienstrukturen, die, sofern diese nicht aufgelöst und geheilt sind, immer wieder durchbrechen. Genau auf dieser zweiten Ebene, in unseren Familien- strukturen und in unseren Beziehungsstrukturen, will Gott Heilung schenken. IHM reicht nicht nur die vertikale Ebene, die Beziehung zu IHM. ER will Heilung im Ganzen: Auf der vertikalen und der horizontalen Ebene; also sowohl die Beziehung zu IHM als auch die Beziehung zu unserem Umfeld, in das ER uns hineingestellt hat.

Die Rolle des Vaters

Was ich selbst erlebe, das gebe ich weiter. Ich kann nur dann ein guter Vater sein, wenn ich selbst „Sohn" sein durfte. David wurde von seinem Vater nicht wahrgenommen. Er hat ihn somit nicht als Vater erlebt, was dazu führte, dass er auch seinen Söhnen kein Vater und kein Vorbild sein konnte. Die zerstörerischen Strukturen zeigten sich erst in der nächsten Generation: Amon, Davids Erstgeborener, vergewaltigte seine Schwester Tamar, wofür Abschalom, sein Bruder, ihn tötete. Abschalom achtete seinen Vater nicht, sondern trat in Konkurrenz zu ihm. Da herrschte keine vertrauensvolle Beziehung zwischen Vater und Sohn und auch nicht unter den Geschwistern. Wie sehr David seine

Beziehung zu seinem Sohn Abschalom belastete, zeigte der Vers aus 2. Samuel 15,30: "Unterdessen stieg David den Ölberg hinauf; als er hinaufstieg, weinte er, und er hatte sein Haupt verhüllt, und er ging barfuß."

Die Beziehung zu seinem Vater setzte sich in der Beziehung zu seinen eigenen Söhnen fort. Die chaotischen Züge von Davids Familiensystem zeigen sich auch darin, dass bei der Weitergabe der Thronfolge nicht die Geburtsfolge zugrunde gelegt wurde, sondern Salomon aufgrund eines Versprechens Davids gegenüber Batseba zum nächsten König bestimmt wurde. Batseba war die Starke innerhalb der Familie, mit David an der Seite, dem die männliche Stärke fehlte.

Kinder haben heutzutage außerhalb der Familie wenig männliche Vorbilder. In Kindertagesstätten und Grundschulen sind vorrangig nur weibliche Mitarbeiter zu finden. Viele alleinerziehende Mütter befinden sich in einer sehr schwierigen Situation, da insbesondere Jungs einen Vater als Vorbild brauchen, um in die Rolle des Mannes hineinzufinden. Aber auch Mädchen brauchen die Bestätigung ihres Frauseins durch den Vater. Ist der Vater nicht vorhanden, so ist es wichtig, dass die Mutter einen Rahmen wie z.B. Pfadfinder, Waldläufer oder ähnliches findet, in dem ihre Söhne die Möglichkeit haben sich an männlichen Leitern zu orientieren. Der Großvater oder Onkel usw. kann auch als männliches Vorbild dienen und die alleinerziehende Mutter unterstützen. Das Familienstellen bietet hier eine ganz große Chance diese einseitig geprägten Muster zu durchbrechen.

Die fehlende männliche Stärke kann innerhalb einer Aufstellung bearbeitet werden, ein Mangel kann aufgefüllt werden. Im Bearbeiten eines „Urkonfliktes" kann die fehlende männliche Stärke wieder zum Fließen kommen. Ein

Teilnehmer während meiner Ausbildung drückte dies einmal so aus: Das Geschehene verändert sich, ich spüre meinen Vater in meinem Rücken, er steht hinter mir!

Umgekehrt ist es genauso: Auch Mädchen, die bei einem alleinerziehenden Vater aufwachsen, brauchen erwachsene Frauen als Vorbilder. Innerhalb einer Aufstellung besteht hier die Möglichkeit die fehlende emotionale Liebe der Mutter (erneut) fließen zu lassen.

Vom Partner zum Vater

In einer Partnerschaft stehen sich Mann und Frau gegenüber. Sie stehen auf gleicher Höhe. Dieses Bild verändert sich jedoch mit der Geburt eines Kindes. Aus dem Gegenüber begibt sich der Mann nun hinter die Frau. Seine Aufgabe ist es nun diese zu beschützen und zu versorgen. Sehr eindrücklich ist für mich hierbei das Bild der Heiligen Familie: Maria, die das Jesuskind in ihren Armen hält, Josef dahinter, der seinen Mantel schützend über Frau und Kind ausbreitet.

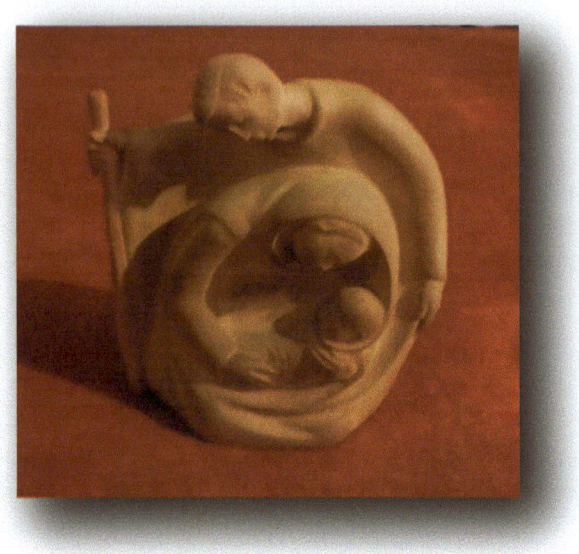

Der Mann schützt die Frau, die Frau schützt das Kind!

Fazit:

David, der Gesalbte des Herrn, der Augapfel Gottes, trug tiefe Wunden in sich. Ihm fehlte die Bestätigung seines menschlichen Vaters, die Stärkung als Mann. Auch heute gibt es viele Söhne und Töchter, denen die Bestätigung ihres Vaters fehlt, die vaterlos aufwachsen. Gott sieht sie und möchte ihnen in ihrer „Vaterlosigkeit" begegnen.

Übernahme der Mutterrolle

Kann auch eine Frau ihr Kindlein vergessen,
dass sie sich nicht erbarmt über das Kind ihres Leibes?
Und ob sie seiner vergäße,
will ich doch Deiner nicht vergessen.
(Jesaja 49,15)

Eine falsche, nicht passende Rolle innerhalb des Familiensystems kann Verwirrung innerhalb des gesamten Systems bewirken. Dies hat Anna innerhalb ihrer Familie erlebt.

Anna:

Ich bin die älteste von vier Geschwistern. Bereits mit sieben Jahren trug ich die Verantwortung für meine drei jüngeren Brüder. Besonders zu meinem jüngsten Bruder hatte ich ein sehr enges Verhältnis, ich war für ihn „Mutterersatz" und schleppte ihn immer mit mir herum. Es war meine Aufgabe mich um meine Brüder zu kümmern, wenn meine Mutter arbeitete. Ich musste ihnen bei den Hausaufgaben helfen und sie beaufsichtigen. Meine Brüder waren mir wichtig, ich hätte alles für sie getan. Besonders schön fand ich die Zeit, als wir in unserem Partyraum Feste feierten, deren Ausrichtung und Organisation ich übernahm.

Mein Verhältnis insbesondere zu meinem jüngsten Bruder änderte sich, als dieser heiratete. Mein ältester und mein jüngster Bruder spalteten sich kurze Zeit danach regelrecht von der Familie ab, ihre Frauen begannen mich zu bekämpfen und auszugrenzen.

Beim genaueren Betrachten des Familiensystems mütterlicherseits stellte ich fest, dass sich in unserer Familie etwas wiederholte, was bereits in der vorherigen Generation zu finden war: Die älteste Tochter übernahm die Verantwortung für die Familie, die Söhne spalteten sich von der Familie ab, ihre Frauen bekämpften meine Tante. Auch hier bestand ein besonders enges Verhältnis zwischen meiner Tante und ihrem jüngsten Bruder.

Bei einer Festveranstaltung unserer Pfarrei kam ein Mann auf mich zu und stellte sich als Cousin meiner Mutter mit dem Satz vor: „Ich gehöre zum abgespaltenen Teil der Familie".

Das, was sich in meiner Herkunftsfamilie, der Familie meiner Mutter zeigte, gab es bereits in der Generation zuvor. Diese Erkenntnis nutzte ich zu einer Familienaufstellung, die zum Urkonflikt unserer Familie führte.

Zum Zeitpunkt des ersten Weltkrieges erlebte meine Urgroßmutter eine große Überforderung. Ihr Mann an der Front, sie selbst mit sechs kleinen Kindern zuhause kämpfte um das tägliche Überleben. In der Familienaufstellung benutzte die Stellvertreterin meiner Urgroßmutter in ihren Beschimpfungen gegenüber ihren Kindern Ausdrücke und Worte die meine Kindheit geprägt hatten. Derselbe Wortlaut, dieselben Worte. Aus der Familiengeschichte wusste ich, dass mein Urgroßvater bei seiner Heimkehr aus dem Krieg mit der Botschaft empfangen wurde, seine Frau sei kurz zuvor verstorben. Meine Großmutter hatte dann mit ihren elf Jahren die Rolle der Mutter für ihre Geschwister übernommen.

In den nächsten Generationen wiederholte sich dieses Muster: Meine Tante übernahm die Rolle der Mutter und ich war diejenige, die in unserer Familie die Rolle der Mutter für ihre Brüder übernahm.

Diese falsche Rolle der ältesten Tochter ist der Urkonflikt innerhalb unseres Familiensystems und Grundlage für viele Konflikte. Das Lösungsbild für mich war die Einreihung in die Geschwisterfolge.

Etwa ein halbes Jahr nach dieser Aufstellung feierte meine Mutter ihren 80. Geburtstag.

Während ich früher bei solchen Gelegenheiten die Verantwortung für die Ausrichtung solch einer Feier übernahm, machte ich dieses Mal keinerlei Anstalten in diese Richtung. Irgendwann kam mein Bruder auf mich zu und fragte mich, ob ich bei dem Fest überhaupt dabei wäre, was ich bejahte. Ohne dass er danach fragte, teilte er uns vier Kinder in Schichten ein, alle gleich verteilt. Ich genoss es in meinen „freien" Zeiten bei den Gästen zu sitzen und mit den Gästen und meiner Mutter zu feiern. Ich nutzte die Gelegenheit, nicht für alles verantwortlich zu sein um möglichst viele Bilder von dem Fest und den Besuchern zu machen, die ich noch am Abend drucken ließ und meiner Mutter am nächsten Tag bei unserer Familienfeier als besonderes Geschenk überreichte.

Dieses „die Verantwortung Übernehmen" zeichnete sich in meinem Leben auch in anderen Bereichen ab, sowohl in der Arbeit wie auch in Freizeitaktivitäten. Seit ich innerhalb der Familienaufstellung aus der „Mutterrolle" herausgetreten bin, ist es mir ohne weiteres möglich, wenn Ämter und Aufgaben verteilt werden, auch einmal einen Schritt zurücktreten und anderen den Vortritt zu überlassen.

Im Januar starb mein Onkel, zu dem wir kaum Kontakt hatten. Mein Cousin rief anders als sonst üblich alle Cousins und Cousinen persönlich an und lud sie zum Essen nach der Beerdigung seines Vaters ein. Beim Essen saßen dann alle Cousins und Cousinen an einem großen Tisch: Eine trotz des traurigen Anlasses fröhliche Runde, die es auf diese Weise nur von früher, nämlich vor dem Bruch, gab. Ein weiteres Cousins- und Cousinen-Treffen wurde geplant. Der Knoten ist gelöst, die Fäden beginnen sich zu straffen.

<u>Fazit:</u>

Selbst wenn eine Mutter ihr Kind vergisst: Gott vergisst es nicht. Er hat die Not der ältesten Töchter in Annas Familie gesehen, die immer wieder gefordert waren, die Rolle der Mutter zu übernehmen, da die Mütter diese nicht ausfüllten. ER schenkte Heilung und stellte die von IHM gegebene Ordnung wieder her.

Sehnsucht

Und Gott sprach:
Lasset uns den Menschen schaffen
nach unserem Bilde
(1. Mose 1,26)

Wir haben einen sehr kreativen Gott! Als er uns Menschen schuf, legte er in jeden von uns ein Stück von sich selbst hinein, verbunden mit der Sehnsucht ein Stück von Gottes Kreativität in diese Welt hineinzutragen. Wir tragen somit die Sehnsucht in uns diese Erde zu gestalten, einen Beitrag in dieser Welt zu leisten.

Diese Sehnsucht schlummert in jedem von uns und drückt die Vielfältigkeit Gottes aus. Gehen wir dieser Sehnsucht nach, geben wir der Kreativität in uns Raum, leben wir unsere Träume, so führt dies zu einem erfüllten Leben.

Gott hat uns als Originale geschaffen, doch oftmals sterben wir als Kopien. Was hindert uns die von Gott in uns hineingelegte Kreativität auszuleben, was hindert uns seine Vielfalt in diese Welt hineinzutragen?

Um dieser Sehnsucht auf die Spur zu kommen, muss ich mich erst einmal der Frage stellen, wer bin ich, was macht mich aus, was ist meine Sehnsucht, was ist mein Traum. Oder ganz einfach, was kann ich gut, was macht mir Spaß? Es sind nicht nur die großartigen Dinge, die hierbei zählen, ich brauche nicht die Glühbirne neu zu erfinden, doch ich kann, wenn ich gerne backe, mich darin in meiner Kreativität entfalten. Gerade für Jugendliche ist es wichtig Dinge auszuprobieren und darin ihren Weg zu finden. Meine Tochter liebt es z.B. bei allen möglichen Festen und

Gelegenheiten eine Torte beizusteuern. Jedes Mal wird die Torte größer und schöner. Sie hat inzwischen schon eine ganze Fotogalerie ihrer bisherigen Werke.

Der Mensch ist dazu geschaffen, etwas zu „schaffen", also die Kreativität Gottes weiterzugeben. Es reicht nicht aus, dass wir diese Sehnsucht in uns tragen. Wir sind dazu aufgefordert, diese auch in unserem Leben Wirklichkeit werden zu lassen, umzusetzen, ansonsten rennen wir einer Illusion nach. Dies kann auch bedeuten gegen den Strom zu schwimmen, Dinge auch einmal anders zu gestalten, als es sonst üblich ist.

Nicht immer schaffen wir es als Kind uns gegenüber unseren Eltern durchzusetzen, nicht immer haben wir die Möglichkeit unserer Sehnsucht Raum zu geben. Damit laufen wir jedoch auch Gefahr, dass wir das, was wir nicht ausleben konnten, auf unsere Kinder projizieren. Sie sollen das Leben leben, das wir für uns selbst so sehr gewünscht haben, und so geht das Muster weiter, indem auch diese nicht ihr Leben leben dürfen, sondern unsere Sehnsüchte ausleben sollen.

Eine nicht gelebte Sehnsucht taucht in vielen Familien-aufstellungen auf, insbesondere wenn sie von einer Generation zur nächsten weitergegeben wurde. Wie sehr dies auch in Monikas Familie der Fall ist, zeigte mir ihre Aufstellung. Ihre Fragestellung lautete: Warum kann ich das, was ich in mir trage, nicht leben? Die Aufstellung führte in die Linie ihres Vaters.

Monika:

Zu meinem Vater hatte ich ein recht gutes Verhältnis. Er stand mir näher als meine Mutter. Oft denke ich an die schönen Ausflüge die wir sonntags in unserer Familie gemacht haben. Da wurde eine Thermoskanne mit Gemüsesuppe gefüllt, mit der wir uns auf solchen Ausflügen stärkten. Ich liebe auch das Kartenspielen, wohl auch weil es mich an so manchen Sonntagnachmittag mit meinem Vater erinnert, wenn wir „Offiziersskat" oder sonst ein Kartenspiel spielten. Mein Vater reiste auch gerne, eine meiner schönsten Erinnerungen war eine gemeinsame Reise nach Rom. Wie sehr mich diese schönen gemeinsamen Erlebnisse geprägt haben, zeigt sich darin, dass ich genau diese Dinge auch mit meiner Tochter auslebe. Wir reisen gerne, unternehmen auch sonst sehr viel, und zum Sonntag gehört auch immer wieder ein gemeinsames Spiel.

Wie in der Familienaufstellung zu sehen war, drehte sich die ganze Familiengeschichte um unsere Firma. Auffällig waren immer wieder die schwachen Männer und die starken Frauen, die sich in der Aufstellung zeigten. Als Urkonflikt kristallisierte sich ein Konflikt zwischen meinem Großvater und seiner Mutter heraus. Ihm war die Firma nicht wichtig. Er trug eine andere Sehnsucht in seinem Herzen, er hatte andere Pläne und andere Fähigkeiten als die im Handwerksbereich benötigten und diesen wollte er nachgehen. Meine Urgroßmutter dagegen war damit nicht einverstanden. Ihr Sohn sollte genau wie sein Vater den Familienbetrieb weiterführen. Mein Großvater hatte keine Chance sich gegen seine Mutter durchzusetzen. Diese zwang ihn dazu den Handwerksbetrieb zu übernehmen, obwohl er das überhaupt nicht wollte. Nicht nur seine Sehnsucht musste mein Großvater aufgeben, auch seine Stärke als Mann verlor er dadurch. Er heiratete nach dem Vorbild seiner Mutter eine starke Frau, der er sich als Mann unterlegen fühlte. Dies setzte sich in der nächsten Generation, bei meinen Eltern, fort.

In der Aufstellung war eine Abgrenzung zwischen meinem Großvater und dessen Mutter die Lösung. Von seiner Mutter getrennt, konnte sich dieser wieder als Mann aufrichten und auch innerhalb seiner Familie die Rolle als Mann übernehmen. Die Firma war nun nicht mehr das Zentrum der Familie, sondern die Familie selbst. Seinem Sohn gegenüber konnte er die Rolle als Vater übernehmen, was sich bei diesem dahingehend auswirkte, dass er gegenüber seiner Frau die Rolle als Mann einnehmen konnte. Dies zeigte ein neues Familienbild. Der gestärkte Mann, der hinter seiner Frau steht und diese stärkt und stützt.

Diese Aufstellung hatte mehrere Auswirkungen auf Monikas Leben:

- Sie trägt seit diesem Moment ein ganz neues Bild in Bezug auf ihren Vater in ihrem Herzen: ein starker Mann, der hinter seiner Frau steht und diese stärkt.
- Monika hat sich in der ungestillten Sehnsucht ihres Großvaters, der diese nicht ausleben konnte, wiedergefunden, sie hatte sie von ihm über-nommen. Durch das „Aha-Erlebnis", durch dieses in "Kontakt Kommen mit der Urwunde" ist es ihr nun möglich, ihrer eigenen Sehnsucht nachzugehen und diese in die Tat umzusetzen.

Fazit:

Gott hat Monika einmalig geschaffen und ein Stück von sich selber in sie hineingelegt. Monika trägt ihre „Einmaligkeit" verbunden mit einer tiefen Sehnsucht in sich. Dieser darf sie nun nachspüren und Gottes Plan für ihr Leben entdecken.

Abschied – Loslassen

Gedenkt nicht an das Alte und achtet nicht auf das Vorige!
Denn siehe, ich will ein Neues machen;
jetzt soll es aufwachsen.
(Jesaja 43, 18 + 19)

Ein Leben voller Abenteuer, ein Leben voller Segen, ein Leben für andere, und doch beinhaltete die Fragestellung von Egons Aufstellung ein großes Warum? Egon war an seiner Arbeitsstelle eine Institution in einer Institution. Er half vielen Jugendlichen in schwierigen Lebenssituationen und war wie ein Vater für sie. Nach einer schwierigen Kindheit als „Hütejunge", seinen Jahren in Afrika, seiner Ausbildung, seinem Einsatz für die Jugendlichen, ist er jetzt im hohen Alter noch sehr aktiv, fährt Ski, spielt Theater und ist auf so mancher Musikveranstaltung zu sehen.

Seine Fragestellung für die Familienaufstellung war ein großes Warum: Warum ist mein Leben so verlaufen? Warum hatte ich einen Bezug zu so vielen Menschen, nicht aber zu meiner Herkunftsfamilie? Warum habe ich mich nicht um meine Schwester gekümmert, warum habe ich keinen Anteil an ihrer Krankheit und ihrem frühen Tod genommen?

Der zentrale Punkt in Egons Aufstellung war seine Mutter. Sie konnte ihre Kinder nicht wahrnehmen, da sie selbst innerhalb ihrer Familie nicht wahrgenommen wurde. Erst als sie dies innerhalb ihrer Familie geklärt hatte, eine Abgrenzung zwischen ihr und ihrem Bruder erfolgte, konnte sie sich ihrer eigenen Familie, also ihrem Mann und ihren Kindern zuwenden. An dieser Stelle veränderte sich die Aufstellung. Egon konnte seine Schwester ebenfalls wahrnehmen und ihr begegnen. An diesem Punkt der

Aufstellung angelangt, tauschte ich Egons Stellvertreter aus, sodass er selbst seiner Schwester begegnen konnte.

Es war eine tiefgreifende und „heilende" Begegnung. Der Schwester standen Tränen in den Augen, Tränen des Abschieds bevor auch sie sich von ihrem Bruder lösen und loslassen konnte. Nach dieser Begegnung führte ich die Familie zusammen, die sich nun in einer ganz neuen Weise wahrnehmen und begegnen konnte. Es war ein Freudenfest! Was bisher in Egons Familie nicht möglich war, wurde nun nachgeholt. Es war ein gegenseitiges „Auftanken". Zum Schluss stand die Familie in Egons Rücken, er selbst konnte nach vorn schauen.

Ein wichtiger Bestandteil des Loslassens ist die Trauer. Sie braucht Raum und Möglichkeit, damit ein wirkliches Loslassen entstehen kann. Was wir betrauern, können wir auch loslassen. Dies gilt insbesondere auch für den Tod eines geliebten Menschen.

„Es ist nie zu spät eine glückliche Kindheit zu haben", dieser Satz hat mich lange beschäftigt, und ich kann sagen, ja, das stimmt. Wenn innerhalb einer Aufstellung Dinge bearbeitet werden, so darf ich das Abschlussbild, das Endbild in meinem Herzen tragen. Egons Mangel war seine Familie. Er vermisste sie, die Beziehung zu ihr war von Schuldgefühlen geprägt. Nun darf er das neue Bild in seinem Herzen bewahren. Er selbst ist gestärkt, mit seiner Familie im Rücken. Dieses Bild zählt und nicht das real erlebte Alte und nun Vergangene.

Ich selbst wurde jahrelang von Schuldgefühlen geplagt, da ich mich in einer schwierigen Zeit nicht immer korrekt meiner Tochter gegenüber verhalten hatte. Ich hatte in meiner Überforderung so manches Mal herumgeschrien. Als

ich mich vor kurzem einmal mit ihr über das Thema „Mütter"
austauschte, fragte ich sie schelmisch: Na, und du, bist du
mit deiner Mama zufrieden? Nach kurzem Überlegen lautete
die Antwort: Die letzten Jahre hatte ich eine echt tolle
Mama, und das, was früher war, das hab ich vergessen!

Das, was früher war, habe ich vergessen. Durch eine
Familienaufstellung haben wir die Möglichkeit Bilder in
unserem Herzen auszutauschen und das neue, das geheilte
Bild in uns zu tragen. Damit können wir nun in anderer Art
und Weise auf andere zugehen.

Egon:

_Wenn ich an meine Kindheit und an meine Mutter
zurückdenke, dann blieben mir nur zwei Möglichkeiten:
Entweder mich ganz für meine Mutter aufzuopfern oder mich
völlig von ihr zu lösen um mein eigenes Leben zu gestalten,
wie ich mir das vorstellte. Da ich einen riesigen
Freiheitsdrang in mir verspürte, habe ich mich für die zweite
Variante entschieden._

_Nachdem ich zu Hause meine Ausbildung als Schriftsetzer
beendet hatte, habe ich meinen Heimatort verlassen und zog
nach Stuttgart. Mein Ziel war immer einmal auszuwandern,
doch mein Beruf eignete sich nicht sonderlich dafür. Afrika
hatte mich schon immer fasziniert, die ganzen
Entdeckungsgeschichten, die großen Ströme, die
unberührten Landstriche. Von einem Kollegen, der in
Namibia als Schriftsetzer arbeitete, erfuhr ich von der
Möglichkeit dort zu arbeiten. Nach einer erfolgreichen
Bewerbung bei einer deutschen Druckerei in Windhuk
(Namibia) konnte ich meine Träume verwirklichen. Ich
verbrachte zwar eine gute und interessante Zeit in Namibia,
doch auf die Dauer war es mir nicht möglich, die dortige_

Apartheitspolitik mit meinem Leben zu vereinbaren. Die große Sehnsucht nach Abenteuer und Freiheit führte dazu, dass ich mich dazu entschloss, gemeinsam mit einem Freund Afrika in einem Faltboot zu durchqueren. Wir setzten alles auf eine Karte mit der Möglichkeit, die Reise nicht zu überleben. Es war für mich eine sehr prägende Zeit mit vielen Grenzerfahrungen, in der ich eine größtmögliche Unabhängigkeit und Selbst-Bestimmtheit erleben konnte.

Nach dieser einjährigen Reise konnte ich ein völlig neues Kapitel in meinem Leben beginnen.

Nun konnte ich das angehen, was ich in meinem Leben beruflich immer schon angestrebt hatte, den Beruf als Sozialarbeiter. Rückblickend kann ich sagen, dass sich in dieser Zeit Dinge entwickelten und gefügt haben. Wie ein Mosaik ein gewisses Muster ergibt, so fügten sich einzelne Teile aus meinem Leben zu einem Gesamtbild zusammen. Menschen, insbesondere Jugendliche, lagen mir immer schon am Herzen. Das Abenteuer Wildnis entwickelte sich zum Abenteuer Mensch.

Immer wieder wurde ich mit dem inneren Konflikt konfrontiert, dass ich mich zwar um viele Menschen gekümmert, jedoch meine Herkunftsfamilie vernachlässigt habe. Diese war mir irgendwie fremd geblieben. Meine Arbeit war für mich ein Stück weit Familienersatz. Warum hatte ich einen Bezug zu so vielen Menschen, nicht aber zu meiner Herkunftsfamilie?

Mit dieser Fragestellung ging ich in die Familienaufstellung. Das Zentralste innerhalb der Aufstellung war für mich die Begegnung mit meiner Schwester. Allgemein erlebte ich eine Versöhnung mit meiner Herkunftsfamilie, die Schuldgefühle ihnen gegenüber lösten sich durch die Familienaufstellung

auf. Ein wichtiges Kapitel in meinem Leben konnte abge-
schlossen werden, neue Energien wurden freigesetzt.

Fazit:

Gott ist Egon in seinem großen „Warum" begegnet und hat ihm geholfen, Dinge in seinem Leben abzuschließen. Nun kann Egon mit freudigem Herzen sagen: „ Ich denke nicht mehr an das Alte und achte nicht mehr auf das Vorige, denn siehe, der Herr will Neues machen, jetzt soll es aufwachsen".

Tote innerhalb der Familie

Voller Trauer dachte sie nur an den Tod ihres Mannes
und ihres Schwiegervaters
und an den Verlust der Bundeslade.
(1. Samuel 4,21)

Der Tod eines Menschen kann uns den Blick versperren für die Lebenden um uns herum. Dies erleben wir oft bei toten Geschwistern, besonders bei denen, die in direkter Nachbarschaft in der Geschwisterreihe stehen. Der Verlust eines Kindes kann dazu führen, dass die Mutter den Blick für ihre weiteren Kinder verliert.

Tote müssen betrauert werden, Tote müssen in die Familien integriert werden, damit „Friede" in das Familiensystem hineinkommen kann.

Ich werde nicht wahrgenommen

Gittes Anliegen war: „Ich bin das schwarze Schaf in der Familie, fühle mich, als ob ich nicht dazu gehöre. Warum ist das so?"

Aus Gittes Genogramm ergab sich, dass beide Seiten ihrer Eltern Flüchtlinge waren: ihr Vater aus Kroatien, ihre Mutter aus Rumänien. Drei Brüder der Großmutter wurden in Rumänien bei einer russischen Invasion ermordet. Gittes Aufstellung führte auch gleich in diese Richtung. Ihre Urgroßmutter war erstarrt in ihrem Schmerz über den Tod der drei Söhne. Der Schmerz der Tochter über den Verlust der drei Brüder als auch sie selbst wurde nicht gesehen. Sie stand abseits, außerhalb der Familie. Hier war die Verbindung zwischen dem Urkonflikt und Gittes Stellung innerhalb ihrer Familie. Gitte hatte die Last ihrer Großmutter übernommen, die sie im Laufe der Aufstellung auch wieder an ihre Großmutter zurückgeben konnte.

Ein schweres Schicksal, das der Heilung Gottes bedurfte. Ich stellte die drei ermordeten Söhne ihrer Mutter gegenüber. Der Schmerz war groß. Ich gab der Mutter und den Söhnen Raum für Begegnung und Trauer. Nach der Konfrontation mit Schmerz und Trauer war es der Mutter möglich ihre Söhne loszulassen und sie in Frieden gehen zu lassen. Dies öffnete ihren Blick für ihre Tochter, die bis dahin abseits, außerhalb der Familie stand. Steine wurden ausgetauscht, Dinge ausgesprochen und bereinigt. Dies hatte Auswirkung auf die Gegenwartssituation. Durch die Klärung der früheren Situation war es Gitte möglich, sich in ihre Familie hineinzubegeben. Auch hier wurde so mancher Stein ausgetauscht. Das Abschlussbild war beeindruckend. Gitte stand inmitten ihrer Familie, die Eltern hinter sich, die Geschwister an ihrer Seite.

Gitte:

Durch die örtliche Zeitung erfuhr ich von dem offenen Abend der Jahresgruppe „Christliches Familienstellen". Ange-sprochen hat mich der christliche Aspekt, da auch ich eine persönliche Beziehung zu Jesus habe. Nach diesem offenen Abend stand für mich fest, dass ich auch zukünftig an diesen Gruppenabenden teilnehmen werde.

An meiner Arbeitsstelle, in meinem Freundeskreis fühle ich mich integriert und geachtet. Diese Achtung, diesen Respekt vermisse ich innerhalb meiner Familie, was sehr schmerzhaft für mich ist.

Als ich die Szene mit meiner Großmutter sah, die ebenfalls außerhalb ihrer Familie stand, fühlte ich eine große Verbundenheit und Trauer. Ich hatte die Trauer meiner Großmutter um den Verlust ihrer Brüder übernommen und trug sie in mir. Es war eine Befreiung für mich, ihr die Last zurückzugeben, die nicht zu mir gehörte. Sehr schön für mich war auch, die Heilung meiner Urgroßmutter in Bezug auf den Tod ihrer Söhne mitzuerleben. Meine Trauer verschwand und gab Raum für eine tiefe Freude.

Besonders beeindruckend war für mich das Abschlussbild. Noch heute trage ich dieses Bild in mir, meine Eltern in meinem Rücken, meine Geschwister an der Seite. Im Alltag entspricht dieses Bild zwar noch nicht der Realität, doch ich darf immer wieder kleine Anzeichen erkennen, die mir zeigen, dass unser Familiensystem dabei ist sich „geradezurücken".

Fazit:

Gott ist der Urgroßmutter von Gitte in ihrer tiefen Trauer um ihre drei Söhne begegnet. Sie durfte erfahren, dass sie in ihrer Trauer und ihrem Schmerz nicht alleine ist. ER hat sie wieder neu aufgerichtet und ihr ermöglicht den Blick zu heben und ihre Tochter zu sehen. Durch die Wiederherstellung eines gesunden Familiensystems auch nach Jahrzehnten konnte Heilung bis in die heutige Zeit in Gittes Familie fließen.

Ich habe einen guten Platz

Tote innerhalb der Familie war auch Leos Thema. Der Tod seiner Schwester hatte ebenfalls große Auswirkungen auf seine Familie.

Leo:

Meine Schwester starb im Kleinkindalter an einem Herzfehler. Innerhalb der Familie wurde nicht über sie gesprochen. Bei einer früheren Aufstellung bei Dr. Victor Chu war sie das Thema und Auflösung der Familienaufstellung. Bei meiner jetzigen Aufstellung innerhalb der Jahresgruppe wurde sie wiederum aufgestellt. Wie viel sich inzwischen verändert hatte, zeigte mir die Aussage meiner Schwester innerhalb der Aufstellung: Ich habe einen guten Platz!

Fehlgeburt und Abtreibung

Denn du bist es, der meine Nieren geschaffen,
der mich im Leib meiner Mutter gewoben hat.
(Psalm 139, 14)

Fehlgeburten und Abtreibung spielen ebenfalls eine Rolle innerhalb der Familienaufstellung. Es sind Kinder, die zwar nicht auf die Welt kamen, doch sie gehören trotzdem zu unserem Familiensystem. Sie wollen gesehen und betrauert werden und einen Platz innerhalb der Familie haben.

Fehlgeburt:

Ein Kind zu verlieren, selbst wenn dies innerhalb der ersten Monate der Schwangerschaft ist, bedeutet einen Verlust und ist schwierig für eine Mutter. Der Körper wie auch die Emotionen haben sich bereits auf die Schwangerschaft eingestellt, sind vorbereitet auf das Kind, das da kommen soll.

Es ist wichtig, dieses ungeborene Lebewesen zu betrauern und ihm Raum im Herzen und in der Familie zu geben. Heutzutage finden spezielle Gottesdienste für diese nicht lebensfähigen Kinder statt. Teilweise besteht sogar die Möglichkeit, dass Eltern an der Bestattung auf speziellen Plätzen des Friedhofes anwesend sein dürfen. Auf einem Friedhof in unserer Nähe gibt es eine leere Wiege als Symbol für diese Kinder. Den Eltern wird heute den Raum und die Möglichkeit für die Trauer gegeben, was sehr heilsam und gut ist. Die ungeborenen Kinder werden auf diese Weise in das Leben der Familien integriert.

Früher waren Fehlgeburten ein Tabuthema. Man sprach nicht darüber. So hatten die Eltern, insbesondere die Mutter, nicht den Raum und die Möglichkeit um ihr Kind zu trauern. Da waren ja noch all die anderen Kinder, die zu versorgen waren. Oder aber sie trauerte so sehr, dass sie ihre anderen Kinder überhaupt nicht mehr wahrnahmen.

In einer Familienaufstellung werden diese Kinder ebenfalls aufgestellt. An der Reaktion der Eltern und Geschwister ist zu sehen, welche wichtige Rolle sie innerhalb der Familie spielen. In der Aufstellung haben sie die Möglichkeit einen guten Platz innerhalb des Familiensystems zu finden.

Während meiner Ausbildung gab es eine Aufstellung, bei der auch zwei Fehlgeburten aufgestellt wurden. Eine der beiden machte die Aussage: Ich wollte leben! Als die Aufstellerin zu Hause ihre Mutter damit konfrontierte, gab diese zu, dass es sich nicht um eine Fehlgeburt, sondern um eine Abtreibung handelte. So konnte ein offenes Gespräch zwischen Mutter und Tochter entstehen.

Abtreibung:

Auf eine Abtreibung gibt es oftmals zwei mögliche Reaktionen: Entweder die Mutter wird anschließend von Schuldgefühlen geplagt oder aber das Geschehene wird abgespalten, oftmals mit der Begründung: Es war ja nur ein Zellklumpen. Dadurch nimmt sich jedoch die Mutter jegliche Möglichkeit der Trauer. Oftmals verhärtet sie sich nach außen als Folge ihrer abgespaltenen Gefühle gegenüber ihrem Kind.

Die Dornwarze

Hermann nahm innerhalb der Jahresgruppe die Gelegenheit wahr seine Dornwarze aufzustellen. Seine Fragestellung lautete: Was will mir die Dornwarze sagen, dass sie so an mir hängt und sich nicht verabschieden möchte? Was bedeutet dieser Dorn?

Die Aufstellung führte in die mütterliche Linie: Die Dornwarze zeigte sich als ungeborenes Kind. Mutter und ungeborene Tochter nahmen sich in die Arme. Auch der dazugestellte Vater freute sich über das Kind. Die Mutter spürte über den Tod ihres Kindes eine abgrundtiefe Wut in sich. Sie stürmte zu den Steinen und nahm davon, so viel sie tragen konnte. Als sie diese dem Vater des Kindes geben wollte, reagiert dieser: Diese Steine gehören nicht zu mir.

Aus dem Genogramm entnahm ich, dass die Mutter von Hermann eine kurze Zeit im Kloster lebte und dieses verlassen musste. Der Grund dafür ist ein Geheimnis innerhalb der Familie. Als ich als Aufstellungsleiterin die Kirche in die Aufstellung mit hineinnahm, war sofort klar, wohin die Wut gehört. Die Mutter gibt ihre Steine voll Wut der Kirche ab: da gehören sie hin. Die Familie beginnt sich neu zu formieren, das abgetriebene Kind findet neben Hermann und dessen Schwester einen Platz innerhalb des Familiensystems.

Nicht nur die abgetriebene Tochter, auch Hermann hat durch die Aufdeckung dieses Familiengeheimnisses innerhalb der Familie seinen Platz neben seinen beiden Schwestern, mit dem Vater im Rücken, gefunden.

Ich leide schon seit bald 40 Jahren an einer Dornwarze. Trotz zweimaliger operativer Entfernung kehrte sie wieder zurück. Sie ist inzwischen ein Teil meines Lebens geworden. Nun wollte ich wissen, wen oder was repräsentiert diese Dornwarze. Ich war tief betroffen, als sich diese als meine nichtgeborene Schwester zeigte.

Von meiner Verwandtschaft erfuhr ich, dass meine Mutter einige Zeit in einem Kloster gelebt hatte und dieses verlassen musste. In kann mir vorstellen, dass eine ungewollte Schwangerschaft der Grund dafür sein könnte. Innerhalb der Familie wurde nie darüber gesprochen.

Meine Mutter hat immer ihr eigenes Leben gelebt. Ihr Zentrum war mein Halbbruder Josef. Mit meinem Vater, der viel älter war, führte sie eine Versorgungsehe. Mein Vater war bereits 59 Jahre, als ich geboren wurde. Als es bei ihrem Tod darum ging, ob meine Mutter im gleichen Grab wie mein Vater begraben wird, war dies für mich nicht stimmig und passend. Diese Aufstellung hat mir bestätigt, dass die Entscheidung richtig war.

Durch die Aufstellung erkannte ich, dass das verlorene Kind und mein Halbbruder Josef das Herz meiner Mutter so sehr belegten, dass es für meine Schwester und mich keinen Raum mehr gab.

Es war ein schönes Gefühl, meinen Platz neben meinen zwei Schwestern, mit dem Vater im Rücken, zu finden. Meine Mutter stand mir entfernt gegenüber, doch ich konnte sie lassen. Durch die Aufstellung konnte ich nun verstehen, warum sie sich von uns als Familie distanziert hatte. Ich habe dadurch ein Stück Frieden gefunden.

Fazit:

Dadurch, dass das nichtgeborene Kind von Hermanns Mutter einen Platz in der Familie gefunden hat, konnte auch Hermann seinen Platz in der Familie und im Leben finden.

Gott ist der, der uns geschaffen hat, gewoben im Leib der Mutter. ER sieht uns und auch die Menschen, die nicht geboren wurden, sei es durch eine Fehlgeburt oder auch durch eine Abtreibung. Sie sind ein Teil des Familiensystems und wollen ihren Platz innerhalb der Familie finden und einnehmen.

Josef und seine Brüder

Israel aber liebte Josef mehr
als alle seine anderen Söhne.
(1. Mose 37,3)

Die Geschichte von Hermann erinnert mich an die Geschichte von Jakob und seinen Söhnen. Jakob liebte Josef mehr als dessen Brüder, da Josef von Rahel stammte, der Frau, die er liebte. In 1. Mose 29,16 – 30,24 wird die Geschichte Jakobs beschrieben, der Laban sieben Jahre lang diente um als Lohn Rahel zu erhalten. Laban jedoch betrog ihn und gab ihm stattdessen seine ältere Tochter Lea. Jakob arbeitete weitere sieben Jahre für Laban, weil er unbedingt Rahel wollte, die wirklich er liebte.

Bei der Beziehung zwischen Jakob und Rahel handelte es sich um eine Herzensbeziehung. Jakob liebte Rahel mehr als Lea (1. Mose 29,30) und das, obwohl Lea ihm viele Söhne

102

schenkte, während Rahel kinderlos blieb. „Gott aber dachte an Rahel. Gott erhörte sie und öffnete ihren Schoss. Und sie wurde schwanger und gebar einen Sohn, und sie nannte ihn Josef." (1. Mose 30, 22-24)

Die Brüder hassten Josef (1. Mose 37), weil der Vater ihn mehr liebte. Der Vater sah nur Josef, der von seiner geliebten Rahel war. Seine anderen Söhne nahm er nicht wahr. Dies löste Hass in ihnen aus, so sehr, dass sie Josef dann schließlich als Sklaven nach Ägypten verkauften.

Bei einer früheren Aufstellung von Hermann zeigte sich, dass das Herz seines Vaters ebenfalls noch an einer früheren Liebesbeziehung hing. Seine frühere Frau starb während des Krieges an Tuberkulose. Das Herz des Vaters blieb auch weiterhin besetzt.

Beide Elternteile, Vater und Mutter von Hermann, waren noch an frühere Beziehungen gebunden und ließen sich nur auf der Verstandesebene mit dem neuen Partner ein. Dies hatte Auswirkungen auf deren Kinder. Da Hermann insbesondere von dessen Mutter nicht wahrgenommen wurde, fiel es ihm schwer einen Platz im Leben zu finden. Für ihn ist es wichtig zu wissen: Es lag nicht an ihm, dass seine Mutter ihn nicht „sah", es lag daran, dass seine Mutter noch immer mit ihrem toten Kind beschäftigt war.

Heimat

Wie ein Vogel, der fern irrt von seinem Nest,
so ist ein Mann, der fern irrt von seiner Heimat.
(Sprüche 27,8)

Deutschland ist ein Migrationsland! 1945 waren es die Menschen aus dem Osten, die zu uns kamen. Sie kamen nicht freiwillig, sie wurden aus ihrer Heimat „vertrieben". Sie mussten all ihr Hab und Gut zurücklassen und an einem fremden Ort ganz neu beginnen.

Die Spätaussiedler, die verstärkt seit 1992 zu uns nach Deutschland kamen, taten dies zwar freiwillig, doch auch sie leiden unter Heimatlosigkeit: In Russland waren sie die Deutschen, in Deutschland sind sie die Russen. Ihre Groß-Familienstrukturen und die enge Verbindung untereinander geben zwar Halt, führen die Mitglieder jedoch auch in gewisse Abhängigkeiten.

Derzeit sind es die Flüchtlinge, die nach Deutschland strömen. Auch sie haben ihre Heimat verloren. Mag es ihnen in Deutschland zwar materiell besser gehen, mussten sie doch ihre Kultur sowie die familiären Strukturen in ihrem Land zurücklassen.

Die deutsche Willkommenskultur berührt mich immer wieder neu. Es erstaunt mich, wie viele Menschen in Deutschland ihre Türen und Häuser öffnen um den Flüchtlingen wenigstens auf diese Weise ein Stück Heimat und Halt zu geben.

Für Menschen, die ihre Heimat verloren haben, ist dies ein tiefer Schmerz. Dieser Schmerz hindert sie daran, im Hier und Jetzt Heimat zu finden und zu leben. Menschen, die vom Verlust ihrer Heimat betroffen sind, tragen diese nicht verarbeitete „Heimatlosigkeit" in sich, wo auch immer sie hinziehen. Sie bleibt auch am neuen Ort bestehen.

Durch meine Aufstellungsarbeit werde ich auch sehr sensibel darin, was Menschen mir erzählen. Ich hatte vor kurzem ein sehr gutes Gespräch mit meiner Ärztin in Bezug auf die derzeitige Flüchtlingsproblematik. In einem Nebensatz drückte sie ihre eigene Lebenssituation aus: „Wissen Sie, meine Familie hat ebenfalls die Flucht erlebt, wir stammen aus Ostpreußen. Ich ziehe immer wieder neu in meinem Leben um und kann einfach keine Heimat finden". Wenn dieser Schmerz, dieser Verlust nicht aufgearbeitet wird, das bedeutet auch dem Verlorenen wieder zu begegnen, geben wir den Schmerz in die nächste Generation weiter.

Emma gehörte zu meinem Freundeskreis, der mir das „Üben" meiner Aufstellungsarbeit ermöglichte. Aufgrund ihres Umzuges nach Freiburg nahm sie an unserer Jahresgruppe nicht mehr teil. Bei Emmas Aufstellung ging es um dieses Thema der Heimat. Ihre Fragestellung lautete: Woher kommt meine „Innere Heimatlosigkeit"? Ich bin viel umgezogen und gehöre nirgendwo dazu. Ich wünsche mir dazuzugehören so wie ich bin, ohne Leistung.

Die Aufstellung führte sie zurück bis zu ihrer Urgroßmutter. Im Urkonflikt zeigte sich zum einen der Verlust der Heimat: Die Familie war sehr arm und zog aufgrund wirtschaftlicher Zwänge aus dem Erzgebirge nach Baden Württemberg. Innerhalb der Aufstellung zeigte sich noch ein weiterer Aspekt. Das Herz der Urgroßmutter war bereits besetzt aus einer früheren Beziehung, ihr war es nicht möglich sich in die neue Partnerschaft hineinzugeben. Der Verlust der Heimat verband sie mit dem Verlust dieser früheren Beziehung. Für sie war es somit nicht nur der physische Verlust der Heimat, sondern auch der emotionale. Als Ausdruck dieses schweren Verlustes und dem Wunsch nicht mehr leben zu wollen, legte sich die Stellvertreterin ausgestreckt auf den Boden.

Da es beim Familienstellen darum geht nicht Vorhandenes hinzuzufügen, fügte ich zuerst die Heimat hinzu, merkte jedoch, dass diese nicht ausreichte. Erst der ehemalige Partner (dieser legte sich neben die Großmutter) in Verbindung mit der Heimat (diese stand schützend über den Beiden) führte in den Heilungsprozess und zum „Auftanken" der Urgroßmutter. Nach einiger Zeit stand die Urgroßmutter gestärkt vom Boden auf und war fähig sich ihrer Familie zuzuwenden.

Im weiteren Verlauf der der Aufstellung zeigte sich, dass die Großmütter eine enge Beziehung zu ihren Enkelinnen hatten, die Mütter jedoch nicht zu ihren Töchtern. Sie wurden im Beziehungssystem quasi übergangen. Die Wut der Mütter darüber war innerhalb der Aufstellung deutlich zu spüren. An der Stelle der Steinrückgabe (Emma an ihre Mutter) weigerte sich die Mutter den Stein anzunehmen. Ihr Impuls war, den Stein auf ihre Tochter zu werfen. Nach dieser Aussage fragte ich als Aufstellungsleiterin Emma, wie es ihr damit gehe, dass ihre Mutter den Stein nach ihr werfen wollte. Sie drückte ihre Angst vor ihrer Mutter und deren Hass ihr gegenüber aus. Die Stellvertreterin der Mutter bestätigte Hassgefühle und den Drang den Stein nach ihrer Tochter werfen zu wollen. Eine klare Abgrenzung war dringend notwendig.

Diese Thematik wirft ein weiteres Problem auf: Das Überspringen mütterlicher Liebe. Ist eine Mutter nicht fähig, Liebe für ihr Kind zu entwickeln, so überspringt diese mütterliche Liebe eine Generation. Die Liebe, die sie als

Mutter ihrem Kind nicht weitergeben konnte, schenkt sie ihrer Enkelin, wodurch eine Rivalität zwischen Großmutter und Mutter entsteht.

Während dieser Aufstellung kam noch eine zusätzliche Problematik zum Vorschein: Ist unser Herz durch eine frühere Partnerschaft bereits belegt, so kann in der neuen Partnerschaft keine Herzensbeziehung entstehen. Die Ehe bleibt auf der Vernunftebene und ist oft von Kälte geprägt.

Ist bei der Aufnahme des Genogramms eine Kälte zwischen den Eltern sichtbar, frage ich somit auch nach früheren Partnerschaften. In der Aufstellung ist es dann wichtig, dass dieser frühere Partner ebenfalls mit aufgestellt wird.

Emma:

Die Frage der inneren Heimatlosigkeit beschäftigt mich schon sehr lange. Es scheint so, dass für mich „Dazugehören" immer mit einem hohen Preis verbunden war, auf Kosten meiner eigenen Lebendigkeit. Das machte mich vorsichtig und misstrauisch in engen Beziehungen zu anderen Menschen.

In meiner Familie bin ich in der dritten Generation eine alleinerziehende Mutter. Mein Bruder und ich wuchsen überwiegend bei meiner Großmutter auf, so wie meine Mutter bei ihrer Großmutter aufgewachsen ist. Auch meine Tochter hat ein enges Verhältnis zu meiner Mutter.

In unserer Familie existiert darüber hinaus eine genaue Vorstellung von der sozialen Stellung der Familie, viele Träume meiner Kindheit wurden mit dem Satz: „Für Leute wie uns ist das nichts" abgewehrt. Als ich meine Mutter vor ein paar Jahren einmal auf ihren Satz hin „Aus Leuten wie uns wird halt nichts" mit der Tatsache konfrontierte, dass ich Tierärztin bin und einen Doktortitel habe, etwas worauf sie stolz sein kann, meinte sie: „Ja du, du hast noch nie zu uns gehört. "

Aus Erzählungen meiner Mutter weiß ich, dass sie als Kind unter den harten Erziehungsmethoden ihrer Großmutter gelitten hat und sich von ihrer eigenen Mutter verlassen und nicht beschützt fühlte. Es hat mich berührt zu sehen, dass die Härte meiner Urgroßmutter mit dem Verlust der Heimat und einer Herzensbeziehung zusammenhing. Sie war sehr einsam und mit einer großen Verantwortung.

Meine Urgroßeltern kamen als Spielzeugmaler aus dem Erzgebirge nach Göppingen, wo sie Arbeit fanden und ihren Lebensunterhalt verdienen konnten. Als sie übersiedelten, hatten sie drei lebende Kinder und es gab mindestens drei Kinder, die sehr früh gestorben waren. Meine Großmutter kam 1912 in der „neuen Heimat" zur Welt. Aus ihren Erzählungen weiß ich, dass das Brauchtum aus dem Erzgebirge in der Familie immer eine große Rolle spielte. Noch in meiner Kindheit gab es an Weihnachten Holzfiguren, Räuchermännchen und eine Puppenstube aus dem Erzgebirge. Es berührte mich in der Aufstellung sehr, zu sehen, dass dieser Verlust der Heimat sich durch die Generationen bis hin zu mir erhalten hat.

Meine Mutter wurde 1938 geboren. Sie lebte zusammen mit einem Cousin im Haushalt ihrer Großmutter. Die Väter der beiden waren Soldaten und die Mütter, meine Großmutter und ihre Schwester, arbeiteten als Dienstmädchen. Sie erzählte mir, dass sie als kleines Kind einmal allein mit dem Zug zu ihrer Mutter gefahren ist und dort bleiben wollte. Einen Tag später wurde sie wieder in den Haushalt der Großmutter zurück gebracht, der für sie keine Heimat war.

Auch später, als ihre Mutter gegen Kriegsende ebenfalls dort lebte, fühlte sie sich von ihr im Stich gelassen. Ihr Leben lang blieb sie an ihre Mutter in einer Mischung aus ambivalenten Gefühlen gebunden. Sie war berufstätig und überließ die Erziehung ihrer Kinder überwiegend ihrer Mutter. Noch während des Sterbeprozesses meiner Großmutter reagierte sie mit Ablehnung und Eifersucht, wenn zwischen meiner Großmutter und mir Zuneigung sichtbar wurde.

Schon immer hatte ich das Gefühl, dass hier über die Generationen Verstrickungen weiter gegeben wurden, eine Last, die von einer Generation an die nächste weiterging. Auch in Gedanken an meine eigene Tochter wollte ich die ganzen Zusammenhänge besser verstehen und, wenn möglich, lösen. Deshalb habe ich mich für eine Familienaufstellung entschieden.

Das Maß der Ablehnung meiner Mutter mir gegenüber, das bei der Aufstellung zu Tage kam, hat mich sehr erschüttert. Bei der Steinrückgabe zweifelte ich daran, ob ich meiner Mutter einen solchen Stein überhaupt geben darf, wenn dieser solche Gefühle bei ihr auslöste. Sollte ich diesen Stein nicht besser alleine weitertragen? Die klare Aussage der Aufstellungsleiterin, dass dieser Stein die Lebenslast meiner Mutter darstellt, die ich als Kind gar nicht tragen kann, und die Erlaubnis mich abzugrenzen, hat mich sehr erleichtert. Es fällt mir noch immer schwer, mich meiner Mutter gegenüber abzugrenzen, doch es gelingt mir zunehmend besser. Ich verfange mich inzwischen nicht mehr jedes Mal in einem ausweglosen Netz von Schuldgefühlen, wie ich es früher immer wieder erlebte. Mit der Zeit tauchen neue Möglichkeiten auf, die Verantwortung für ihr Wohlergehen abzugeben oder ihr selbst zu überlassen. Dies zuzulassen war mir früher nicht möglich.

Zu meiner Tochter habe ich inzwischen eine vertrauensvolle Beziehung. Ich bin dankbar, dass wir es geschafft haben uns aus dem Netz der Verstrickungen innerhalb unseres Familiensystems zu lösen und gelernt haben in guter Weise miteinander umzugehen.

Vor knapp zwei Jahren bin ich wieder einmal umgezogen. Wie jeder Neuanfang war die erste Zeit sehr anstrengend, aber die Stadt, in der ich jetzt wohne, fühlt sich in manchen Momenten wie Heimat an. In meiner neuen Wohnung fühle ich mich wohl. Auch das Klima bei meiner neuen Arbeit ist herzlicher, als es bei meiner vorherigen Stelle war.

Fazit:

Dadurch dass Emma die Ursache für ihre Heimatlosigkeit erkennen konnte, braucht sie nicht mehr wie ein Vogel fern von seinem Nest herumzuirren. Sie darf Momente erleben, in denen sie „Heimat" spürt und Heimat erleben darf.

Körperlicher Schmerz als Ausdruck der Seele

Denn als ich es wollte verschweigen,
verschmachteten meine Gebeine
durch mein tägliches Klagen.
(Psalm 32,3)

Für Menschen, die ihre Heimat verloren haben, ist dies ein tiefer Schmerz. Dieser Schmerz hindert sie daran im Hier und Jetzt Heimat zu finden und zu leben. Der Schmerz über den Verlust der Heimat kann so groß sein, dass er sich in einem körperlichen Schmerz in der nächsten Generation ausdrückt. Körperliche Schmerzen beinhalten oftmals abgespaltene Anteile, d.h. schmerzliche Erfahrungen, denen man sich nicht stellen kann oder stellen möchte. Das Verdrängte sucht sich einen Weg, es will zutage kommen. Da kein Raum ist für das Betrauern des Verlorenen, für das Loslassen dessen, was so viel bedeutet hat, kein Raum für den seelischen Schmerz des Verlustes, zeigt sich dieser als körperlicher Schmerz.

Fersensporn

In Gittes Aufstellung ging es um einen solchen körperlichen Schmerz als Ausdruck eines seelischen Schmerzes.

Gittes Anliegen war ihr Fersensporn mit der zusätzlichen Frage: "Was hindert mich daran vorwärts zu gehen, was schmerzt mich?"

Zusätzlich zu ihren Eltern und Geschwistern stellte Gitte ihren Fersensporn mit auf. Er nahm einen sehr großen Raum ein und stand bei der Aufstellung im Zentrum der Familie.

Alle, jedes Familienmitglied, war auf ihn fixiert. Der Fersensporn selbst fühlte sich zum Vater hingezogen. Ich forderte ihn auf sich hinter den Vater zu stellen, woraufhin sich dieser entspannte und sich im Rücken gestärkt fühlte. Ich stellte die Beiden einander gegenüber, woraufhin sie sich in den Arm fielen. Als ich den Fersensporn fragte, wer er denn sei, gab dieser zur Antwort: die Heimat. Mit der Heimat an der Hand wandte sich der Vater an seine Kinder und sagte: "Ich will euch meine Heimat vorstellen." Es war ein sehr bewegender Moment.

Verbunden mit der Heimat und mit seiner Frau an der Seite konnte die elterliche Liebe an die Kinder fließen. Das Endbild zeigte die Kinder mit der Kraft der Eltern im Rücken.

Gitte:

Seit über einem Jahr konnte ich kaum noch laufen oder stehen. Meiner Jahresgruppe blieb dies nicht verborgen. Petra machte mir den Vorschlag mit einer Familienaufstellung der Ursache nachzugehen. Meine erste Reaktion war: Die spinnt, wie kann man denn eine körperliche Krankheit aufstellen. Ich gab diesem Gedanken dann trotzdem Raum und dachte: „Probieren schadet nicht". Ich wurde eines Besseren belehrt, die Aufstellung führte zu der tiefsten Problematik väterlicherseits in meiner Familie, den Verlust der Heimat, und was dies für meinen Vater bedeutete.

Bei der Aufstellung war ich erstaunt, welch großen Raum der Fersensporn innerhalb meiner Familie einnahm. Alle starrten ihn an, für jedes Familienmitglied hatte er eine Bedeutung. Als sich herausstellte, dass der Fersensporn die verlorene „Heimat" repräsentierte, konnte ich plötzlich viele Zusammenhänge meiner Familiengeschichte verstehen.

Mein Vater erzählte uns Kindern früher sehr viel von Kroatien. Er stammt aus Osjek, das an der Drau, einem Fluss in Kroatien liegt. Im Sommer wurde in der Drau gebadet, was oftmals mit einer Schlammschlacht unter den Kindern verbunden war. Eine Erinnerung, die ihm sehr kostbar war, war ein Tagesausflug mit seinem Onkel auf der Drau, von dem sie am Abend mit einem reichen Fischfang zurückkamen. Im Winter wurden die Eisen herausgeholt und unter die Schuhe geschnallt, um über das Eis zu rutschen. In seinen Erzählungen war immer eine große Sehnsucht zu spüren, auch heute noch.

Diese Aufstellung hat eine große Sehnsucht in mir ausgelöst, mit meinen Kindern und Enkeln die Heimat meines Vaters zu besuchen und die Orte kennenzulernen, die ihm so wichtig sind.

Ich nahm danach die Gelegenheit wahr mit meinem Vater über seine Heimat zu sprechen. Er reagierte voller Freude, dass ich mich für seine Heimat interessierte und kam erneut ins Erzählen.

Der Fersensporn ist am Verschwinden. Je mehr die Heimat meines Vaters Raum gewinnt, desto mehr gehen die Schmerzen zurück. Der Bezug zwischen Fersensporn und der Heimat des Vaters ist körperlich zu spüren.

Fazit:

Gittes Gebeine brauchen nun nicht mehr zu „verschmachten". Die Ursache von Gittes Schmerz wurde gefunden. Der Körper hat es nicht mehr notwendig, den Schmerz der verlorenen Heimat auszudrücken. Gott hat Heilung in der Tiefe geschenkt.

Reaktion auf die Aufstellung

Diese Aufstellung löste eine große Betroffenheit innerhalb unserer Gruppe aus, insbesondere auf Tatjana hatte diese Aufstellung eine große Wirkung.

Tatjana:

Seit einiger Zeit trug ich eine Sehnsucht nach Russland in mir, doch es erschien mir unmöglich dies umzusetzen. Ich war unsicher und zweifelte, da auch mein Mann dagegen war. Als ich in der Aufstellung den Satz hörte: „Ich will Euch meine Heimat vorstellen", war ich wie vom Blitz getroffen. Es wurde mir in dem Moment klar: Es ist wie lebensnotwendig, dass ich nach Russland fliege und meinen Kindern meine Heimat zeige. Es war für mich eine Bestätigung von Gott. In Russland sind meine Wurzeln, meine Tradition und meine Kultur. Ich konfrontierte meinen Mann damit, suchte eine Arbeit um den Flug zu finanzieren und klärte die alltäglichen Dinge. Dann flog ich mit meinen Kindern nach Russland.

Das Fehlen der mütterlichen Liebe

Wer an mich glaubt, wie die Schrift sagt,
von dessen Leib werden Ströme
des lebendigen Wassers fließen.
(Johannes 7,38)

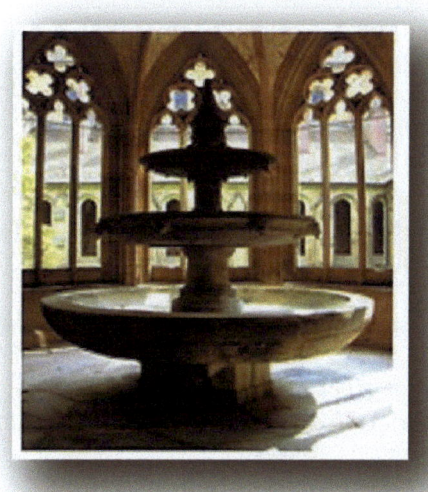

Sei wie ein überfließender Brunnen,
und nicht wie die Schale,
die immer gleich viel Wasser enthält.

In den ersten Lebensjahren besteht eine enge Bindung zwischen Mutter und Kind. Was nehmen Mütter nicht alles auf sich. Gerade wenn das Kind noch klein ist, ist die Mutter rund um die Uhr gefordert, selbst nachts. Es ist die mütterliche Liebe, die das Kind emotional ernährt. Heutzutage sind Männer dabei aus dem traditionellen Rollenbild herauszutreten und nehmen ihre Rolle als Vater wahr, sie nehmen immer mehr eine lebendige, emotionale Beziehung zu ihren Kindern auf.

Ist das Kind durch die elterliche Liebe gesättigt, wird es später als Vater oder Mutter die empfangene elterliche Liebe an die eigenen Kinder weitergeben können. Die Liebe kann ungehindert von einer Generation zur nächsten Generation fließen.

Ein schöner Vergleich für dieses Fließen der Liebe von einer Generation zur nächsten ist ein „Stufenbrunnen". Ist die oberste Schale mit Wasser gefüllt, so kann das Wasser in die nächste Schale überfließen. Ist diese gefüllt, fließt das Wasser wiederum in die nächste Schale.

Es gibt viele Ursachen, die das Fließen der elterlichen Liebe verhindern. Oft sind es unverarbeitete negative Erfahrungen aus der Vergangenheit, aus der Kindheit, oft sogar traumatische Erlebnisse, die unsere Familien, Eltern oder Großeltern durchleiden mussten.

Franziska fühlte sich von Gittes Aufstellung sehr berührt. Sie vermisste diese überströmende Liebe von sich an ihre Kinder.

Bei der Aufstellung der Herkunftsfamilie von Franziska zeigte sich, dass zwischen den Familienmitgliedern keinerlei Kontakt untereinander bestand. Die Aufstellung führte in die Familie des Vaters.

Auch in dieser Familie gab es keinerlei Kontakt zwischen den Familienmitgliedern. Die Großmutter zeigte eine schreckliche Angst vor ihrem Ehemann, dem Großvater. Sie flüchtete sich in die hinterste Ecke des Raumes und kauerte sich dort auf den Boden. Es war, als würde sie sich hinter einer Mauer verstecken. Dieses Versteck konnte sie erst wieder verlassen, als ich als Anleiterin ihr ihre Eltern an die Seite stellte. Diese versuchten sie zu beruhigen und ihr gut zuzureden. Sie erkannte ihre Eltern jedoch zuerst lange nicht und konnte kaum glauben, dass diese für sie da sind. Die Eltern anzuschauen war für sie nur sehr schwer möglich und sehr ungewohnt. Minutenlang war der einzige Kontakt zu den Eltern nur ein Anschauen. Auf die Frage, ob sie ihre Eltern näher haben möchte, kam ein zaghaftes „Vielleicht", dann versuchte sie es. Schließlich nahmen sich dann alle drei in den Arm und es begann langsam und kaum spürbar etwas an Wärme und Liebe zu fließen. Die Großmutter konnte ganz langsam und in für sie so ungewohnter Weise die elterliche Liebe auftanken, die sie so sehr entbehren musste. Das Auftanken der elterlichen Liebe dauerte sehr lange. Erst bahnte sich nur ein dünnes Rinnsal den Weg, doch dann begann es zu fließen.

Nachdem die Großmutter die elterliche Liebe in sich aufgenommen hatte, wendete sie sich ihrer Familie mit ihren drei Kindern zu. Der Großvater mit seinen Gewaltausbrüchen wurde hinter eine dicke Abgrenzungslinie aus Seilen verbannt. So konnten die drei Kinder eng umschlungen mit Ihrer Mutter die Liebe auftanken, die sie hatten entbehren müssen. Ein wunderschöner Anblick, voller Heilung.

Dann erfolgte die Begegnung von Franziska mit ihrem Vater. An dieser Stelle wurde der Stellvertreter ausgetauscht und Franziska wurde selbst Teil des Geschehens. Sie umarmte ihren Vater und genoss dessen väterliche Liebe. Alles, was zwischen ihnen schwierig war, war nicht mehr wichtig. Sie gab ihrem Vater einen Edelstein und bedankte sich bei ihm für alles, was er für sie getan hat und was er ihr für ihr Leben mitgegeben hat.

Das Fühlen Können dieser bedingungslosen, überfließenden Liebe als Stellvertreterin in Gittes Aufstellung hat mich sehr berührt. Ich wünschte mir auch in meinem Leben dieses Gefühl der überfließenden, bedingungslosen Liebe zu meinen Kindern. Warum ist das bei mir nicht möglich, was steht dem im Weg?

Meine Großmutter war das jüngste von vier Geschwistern. Sie war 12 Jahre alt, als ihre Mutter an Krebs verstarb. Ihrem Vater war es nicht möglich seine Tochter zu versorgen, daher musste sie nach dem Tod ihrer Mutter in einer fremden Familie ihr Brot verdienen. Sie erzählte oft, dass es ihr dort nicht gut erging. Ihr Vater starb wenige Jahre später bei einem Unfall auf dem Hof. Er war vom Heuboden gestürzt. Was besonders tragisch war, er wurde von meiner Großmutter gefunden.

Es hat mich sehr berührt, dass ich sogar weinen musste, als ich meine Großmutter voller Angst und Einsamkeit in der Ecke kauern sah. Ich selbst hatte meine Großmutter als starke Frau in Erinnerung, die mit beiden Beinen im Leben stehen musste. Nun erlebte ich sie in ihrer Schwachheit. Sofort konnte ich erkennen, wie das Konzept der Stärke in meinem Leben keiner echten Stärke entsprang, sondern eine Kompensation fehlender Liebe war. Meine Großmutter konnte keine Liebe an ihre Kinder weitergeben, da sie diese selbst nie empfangen hatte. Hier sah ich die Verbindung zu meiner Ausgangsfrage. Ich fühlte mich beruhigt und war voller Dankbarkeit dafür, dass meine Großmutter die fehlende elterliche Liebe nachholen und diese auch an die nächste Generation, also auch an meinen Vater, weitergeben konnte. In der Begegnung mit meinem Vater konnte ich ebenfalls die Liebe erfahren, die durch die Heilung des Traumas meiner Großmutter begonnen hatte zu fließen.

Mein Vater und ich begegneten uns in neuer Weise. Dabei erhielt ich einen Edelstein von ihm. Seine Worte waren: Ich bin stolz auf dich. Der Edelstein und die damit verbundenen Worte begleiten mich bis heute. Ich trug den Edelstein vier Wochen lang Tag und Nacht bei mir.

Seither hatte ich schon mehrere wunderbare Begegnungen mit meinem wirklichen Vater. Auch meine Kinder durften die großväterliche Liebe neu erleben. Die Beziehung zu meinen Kindern hat sich seither ebenfalls verändert. Ich freue mich jedes Mal sehr, wenn es mir als Mutter möglich ist, in der Beziehung zu meinen Kindern diese so lange ersehnte überfließende, bedingungslose Liebe zu leben.

Fazit:

Die Ursache für das Austrocknen der mütterlichen Liebe innerhalb von Franziskas Familie wurde aufgedeckt, die mütterliche Liebe darf nun wieder fließen. Angelika durfte erleben, wer an Jesus glaubt, aus dessen Leib werden Ströme des lebendigen Wassers und der lebendigen Liebe fließen.

Schwierigkeiten bei Kindern

Darum werde ich weiterhin mit euch rechten,
und auch mit den Kindern eurer Kinder werde ich rechten.
(Jeremia 2,9)

Tauchen in der Familie Schwierigkeiten bei den Kindern auf, lohnt es sich in die Familiengeschichte hineinzuschauen.

Leos Anliegen für seine Aufstellung war, die Schwierigkeiten seines Sohnes Markus aufzustellen. Es schien, als würde Markus von einer Last erdrückt. Ihm fiel es schwer seinen Kopf zu heben und den Leuten in die Augen zu sehen.

Die Aufstellung führte in Leos Linie zu Markus' Urgroßvater. Er war als Kind allgemein kränklich und erkrankte in seinen Jugendjahren an Tuberkulose. Seine Eltern, die ihm stützend zur Seite standen, konnten ihn aufgrund seiner Krankheit nicht los - und ins Leben entlassen. Was zuerst eine Stütze war, wurde zu einem Abhängigkeitsverhältnis und der Schwächung seiner Persönlichkeit. Gebeugt und zu Boden schauend stand er zwischen seinen Eltern, genau wie Markus. Wir waren am Urkonflikt angelangt.

Die Schwächung setzte sich in der eigenen Familie des Urgroßvaters fort. Die Kinder tanzten ihm auf der Nase herum. Durch eine Abgrenzung zwischen dem Urgroßvater und seinen Eltern konnte eine Loslösung stattfinden, sodass dieser ins Leben hinausgehen konnte. Durch die Abgrenzung entwickelte sich eine neue Kraft und Stärke in ihm, die er nun gegenüber seinen Kindern ausdrücken konnte.

Der Stellvertreter von Markus stand während des ganzen Geschehens regungslos und desinteressiert mit verschränkten Armen da. Nachdem die Schwäche in der Familie durchbrochen war, zeigte Markus plötzlich Interesse an seinem Großvater. Bist Du cool! Sie gingen aufeinander zu und nahmen sich in die Arme. Markus war wie von einer Last befreit und nahm plötzlich sein Umfeld wahr.

<u>*Leo:*</u>

Ich machte mir immer wieder Sorgen um Markus, da er mir sehr bedrückt vorkam. Ich spürte eine Last, die Markus mit sich trug, und wusste nicht, wie ich meinem Kind helfen konnte. Innerhalb der Aufstellung spürte ich, dass sich die Schwäche meines Großvaters wie eine Linie durch unser Familiensystem zieht. Ich bekam nicht nur Antwort für mein Kind, sondern verstand nun auch den Ursprung der Schwachheit der Männer in unserer Familie.

Markus erlebe ich seit der Aufstellung als ein vollkommen anderes Kind. Als ich ihm heute beim Fußballspielen zuschaute, war ich erstaunt, mit welcher Freiheit er sich bewegte.

Fazit:

Gott hat die Schwäche des Großvaters aufgrund dessen Krankheit in Stärke verwandelt, sodass dieser sich gegenüber seinen Kindern durchsetzen konnte. Leo darf erfahren, Gott ist der, der mit ihm und seinen Kindern „rechtet" und ihn als Vater aufrichtet und stärkt.

Familiengeheimnisse

Denn nichts ist verborgen, das nicht offenbar werde,
auch nichts Heimliches, das nicht kund werde
und an den Tag komme.
(Matthäus 8,17)

Innerhalb der Familienaufstellungen kommt von Zeit zu Zeit ein ganz besonderes Phänomen vor: das „hysterische Lachen". Ja, das hysterische Lachen, manchmal auch ansteckend, ist oft ein Zeichen für genau die entgegengesetzte Emotion: Entsetzen, Sprachlosigkeit, Hilflosigkeit, Verzweiflung, Ausweglosigkeit. Das Lachen ist ein unwillkürlicher Versuch, die angestaute Energie zu entladen. Ich nehme ein solches Lachen sehr ernst und bereite mich innerlich auf eine darunterliegende Tragödie vor.

Ein solches hysterisches Lachen begegnete mir in der Aufstellung von Annabel. Ihr Anliegen lautete: „Ich kann schlecht für mich selber sorgen, mir fällt es schwer auszusprechen, was ich brauche, was ich will und was ich nicht will. Ich ziehe alles an wie ein Magnet, wenn ich „nein" sage, verfolgt mich ein schlechtes Gewissen. Manchmal ist es mir, wie wenn es mir den Hals zuschnürt. Was ist der Grund dafür?"

Im „Urkonflikt" stand Annabels Großvater im Raum, sich nach dem Hals greifend und nach Luft ringend, während seine Frau mit einem „hysterischen Lachen" danebensteht.

Annabel:

Immer wieder stellte ich fest, dass ich sehr schlecht für mich und meine Bedürfnisse sorgen und einstehen konnte. Wenn Personen aus meiner Umgebung mich um etwas baten, sagte ich „ja" – auch wenn ich lieber „nein" sagen wollte. Dies war in allen Lebensbereichen so, in der Familie, im Freundes- und Bekanntenkreis, im Verein, im Beruf. Manchmal legte ich mir schon Worte und Argumente zurecht, mit denen ich eine Anfrage ablehnen wollte. Wenn ich dann der betreffenden Person gegenüber stand, brachte ich die Worte nicht über die Lippen und sagte doch zu. Dadurch kam ich selbst immer wieder in eine Überlastungssituation. Obwohl ich das wusste und sah, konnte ich mein Verhalten nicht ändern. Immer wieder machte ich mir Dinge zu Eigen, die eigentlich nicht meins waren, die mit mir nichts zu tun hatten. Sagte ich einmal „nein", hatte ich ein schlechtes Gewissen. Für mich etwas einfordern, was ich bräuchte oder mir wünschte, konnte ich kaum.

Die Aufstellung führt in den Familienzweig mütterlicherseits. Als Schlüsselperson stellte sich mein Großvater heraus, den ich selbst nie kennenlernte, da er schon fünf Jahre vor meiner Geburt verstarb.

Mein Großvater ging mit 16 Jahren noch zwei Jahre in den 1. Weltkrieg. Nach dem, was in der Aufstellung zu erspüren war, machte er das, um seiner Familie zu zeigen, dass er stark war, etwas konnte. Vielleicht auch, um aus der Familie heraus zu kommen, deren Erwartungen er nicht erfüllen konnte. Später heiratete er. Aus der Ehe ging noch vor Beginn des 2. Weltkrieges (1937) ein Sohn hervor. Mein Großvater kämpfte sechs Jahre im 2. Weltkrieg und war danach noch zwei Jahre in russischer Kriegsgefangenschaft.

Nach seiner Heimkehr kam eine Tochter zur Welt. Die Frau meines Großvaters sowie das Baby starben bei der Geburt. Mein Großvater heiratete wieder – aus dieser zweiten Ehe ging meine Mutter hervor. Die Heirat mit seiner ersten Frau war – zumindest aus Sicht meines Großvaters – eine Liebesheirat. In der Aufstellung hatte die erste Ehefrau eine eher distanzierte Beziehung zu ihm, fast etwas Verächtliches, als würde sie ihn nicht ganz ernst nehmen oder respektieren. Sie reagierte gegenüber meinem Großvater mit einem hysterischen Lachen mit Blick auf ihren Sohn. Der Stellvertreter des Sohnes hatte in der Aufstellung kaum einen Bezug zum Vater und sagte auch deutlich: „Das ist nicht mein Vater". Mein Großvater rang nach Luft, versuchte etwas zu sagen, doch die Worte blieben ihm im Hals stecken.

An dieser Stelle konnte ich eine Verbindung herstellen zwischen mir und meinem Großvater. Ihm blieben die Worte im Halse stecken, weil er seine Frau nicht verlieren wollte. Aus Angst, diese könne sich von ihm abwenden, sobald er Dinge ansprach, war er unfähig sich auszudrücken.

Berührt hat mich bei der Aufstellung, dass mein Großvater die Schlüsselfigur war. Was für mich deutlich wurde, ist, dass ich die Unfähigkeit, für mich selbst und meine Bedürfnisse einzustehen und zu sorgen, von ihm übernommen habe. Innerhalb der Aufstellung hatte ich die Möglichkeit, die Last, welche ich von meinem Großvater übernommen hatte, an ihn wieder zurückzugeben.

In Erzählungen meiner Großmutter und meiner Mutter war mein Großvater eher negativ besetzt. Er war wohl ein sehr unausgeglichener und vor allem jähzorniger Mensch, der das Familienleben sehr schwierig gemacht hatte. Obwohl ich ihn zu Lebzeiten nicht gekannt habe, spürte ich in meiner Kindheit und Jugend immer eine Verbindung zu ihm. Es zog *mich häufig an sein Grab auf dem Friedhof, wo ich mit ihm redete.*

Durch die Geschichte meines Großvaters ist mir klar geworden, dass ich mich zunächst selbst annehmen muss, wenn ich will, dass andere mich respektieren. Ich gewinne die Anerkennung und Zuwendung anderer nicht dadurch, dass ich allen gefällig lebe. Wenn ich deutlich mache, dass ich mir selbst etwas wert bin und ich mich selbst respektiere, gewinne ich die Achtung der anderen. Wenn ich jetzt mit Ansprüchen anderer konfrontiert werde, nehme ich mir eher die Zeit, in mich zu horchen, ob ich diesen Anforderungen wirklich nachkommen möchte und kann oder nicht. Manchmal versuche ich auch, innerlich in Verbindung mit meinem Großvater zu kommen. Inzwischen schaffe ich es manchmal, „Nein" zu sagen und mein „Nein" zu vertreten, obwohl es mir nach wie vor schwer fällt.

Und ich schaffe es, vor allem in familiären Bezügen, auch Dinge anzusprechen, die mich beschäftigen und die zuvor immer tabuisiert wurden.

Familiengeheimnisse:

Viele Familien tragen die Last von Familiengeheimnissen. Da wird in einem Nebensatz ein Onkel erwähnt, der etwas komisch war, eine Tante, von der sonst niemand etwas weiß, doch ansonsten sind diese Themen tabu. Gerade weil darüber nicht gesprochen wird, haben Familiengeheimnisse eine große Wirkung im Untergrund auf das Familiensystem. Sie nehmen nicht nur den direkten Weg in die nächste Generation, sondern suchen sich ihre eigenen Wege im Familiensystem. Wenn solche Familiengeheimnisse ans Tageslicht kommen, verlieren sie ihre Macht, und es geschieht Heilung.

Ich sehe das Familienstellen als ein von Gott gegebenes Instrument, Familiengeheimnisse aufzudecken, insbesondere solche, die schon Generationen zurückliegen, damit tiefe Heilung in den Familiensystemen geschehen kann.

Fazit:

Gott hat das Familiengeheimnis von Annabel aufgedeckt, denn vor ihm bleibt nichts verborgen, das offenbar werden soll. Was die erste Frau von Annabels Großvater versuchte geheim zu halten, wurde offenbar. Gott deckt nicht nur auf, ER heilt auch die Wunden im Verborgenen und lässt dadurch Heilung in Annabels Leben fließen.

Die Wunden des Krieges

Durch seine Wunden
haben wir Heilung erfahren
(Jesaja 53,5)

Bei Menschen, die, wie wir in Deutschland, zwei Weltkriege erlebt haben, wurden durch die Traumata viele Wunden innerhalb der Familiensysteme geschlagen. Wunden, die im Verborgenen weiterbluten. Wunden, die von einer Generation in die nächste weitergetragen werden, weil die Wunden so tief waren, dass die Betroffenen nicht davon reden konnten. Sie begruben den Schmerz, die Schuld, die Scham in sich. Sie begruben und verschlossen alles in ihrem Inneren, sodass niemand und nichts mehr „dran kam". Nicht umsonst wird diese Generation auch als die „sprachlose Generation" bezeichnet. Die Kinder wissen zwar, dass ihre Väter einmal im Krieg waren, doch was in dieser Zeit passierte, darüber wird und wurde nicht gesprochen. Familiengeheimnisse entstanden in einer Zeit, in der so mancher Schuld auf sich lud.

Das Sprichwort: „Zeit heilt alle Wunden", trifft in solchen Fällen leider nicht zu. Was nicht aufgedeckt ist, was nicht an die Oberfläche kommt, kann auch nicht geheilt werden. Die unbearbeiteten Konflikte, die Kriege mit sich bringen, die zu Schuld, Scham, schmerzlichen Gefühlen führen, wuchern innerhalb der Familien im Verborgenen und gehen an die nächste, oftmals auch erst an die übernächste Generation weiter. Sie zeigen sich in Beziehungsstörungen der späteren Generationen. Das können Bindungsunfähigkeit, Depressionen und vieles mehr sein.

Hier kann das Familienstellen als machtvolles Instrument dienen. Verstrickungen gerade aus der Kriegszeit können ans Licht kommen. Trauer kann Raum gegeben werden, Tote können ihren Platz innerhalb der Familie wieder einnehmen, gegenüber Tätern aus dieser Zeit kann eine Abgrenzung erfolgen.

Kriegskinder:

Als Kriegskinder bezeichnet man die Menschen, die in den Jahren 1935 bis 1945, also kurz vor oder während des Krieges geboren wurden. Sie waren noch zu klein um den Krieg und die damit verbundene Zerstörung um sich herum einordnen und verarbeiten zu können. So haben sie diese Zerstörung unverarbeitet in ihr Leben integriert. Es ist ihnen nicht möglich das Erlebte zu benennen, da sie zum Zeitpunkt des Geschehens zu klein waren. Um ihre Herzen, ihren Wesenskern, haben sie Mauern gebaut, hinter denen sie nur schwer erreichbar sind. Das erlebte Chaos wurde ein Teil ihres Lebens, das sie als Erwachsene innerhalb ihren Familien ausleben. Gestörte Beziehungsmuster sind die Folge.

Viele dieser Kriegskinder sind bereits gestorben, doch das Trauma, das sie in ihrer Kindheit erlebten, existiert noch immer innerhalb des Familiensystems. Ihren Kindern wiederum, den Kriegsenkeln, fehlt jeglicher Bezug zur Ursache des Geschehens, da innerhalb der Familien nicht darüber gesprochen wurde. Diese leiden jedoch unter den Auswirkungen der Beziehungslosigkeit innerhalb ihrer Herkunftsfamilie. Vielen fällt es schwer, ihren Platz im Leben zu finden, da ihnen die Grundlage einer vertrauensvollen Beziehung innerhalb der Familie fehlte.

Weitere Informationen zum Thema Kriegskinder und Kriegsenkel finden Sie in den Büchern und Veröffentlichungen von Sabine Bode.

Sind durch die Aufstellung, die durch Kriegstraumata entstandenen Verletzungen erkannt und benannt, so können diese neu eingeordnet werden – im Familiensystem löst sich der „Knoten im Spinnennetz". Wir können und dürfen erleben: „durch SEINE Wunden haben wir Heilung erfahren".

Frieden mit dem Vater

Der HERR erhebe sein Angesicht zu dir
und gebe dir Frieden.
(4. Mose 6,26)

Theresias Anliegen war, Frieden mit ihrem Vater zu schließen. Ihre Fragestellung lautete: „Warum hast Du mich fallen lassen, als ich begann meine eigene Meinung zu bilden? Ich habe das Gefühl, wenn ich meine Meinung sage, laufe ich Gefahr, nicht mehr geliebt zu werden. Ich möchte, dass ich in meiner Persönlichkeit anerkannt werde."

Die Aufstellung von Theresia führte in den 1. Weltkrieg. Der Vater von Theresia und dessen Mutter klammerten sich in Todesangst aneinander. Sie zitterten am ganzen Körper während der Großvater in Militärstiefeln die beiden ständig umkreiste. Er marschierte regelrecht um die beiden herum. Die Schritte dröhnten durch den ganzen Raum. Er war nicht zu stoppen, nicht einmal durch Legen mehrerer Abgrenzungen um die beiden. Mutter und Sohn zitterten auch weiterhin. Als Anleiterin versuchte ich den beiden mit einer Decke Schutz zu geben, was ebenso fehlschlug. Die Stiefel wurden immer lauter und fordernder. Wie unter Zwang marschierte die Stellvertreterin des Großvaters immer energischer. An dieser Stelle stellte ich als Aufstellungsleiterin zum ersten Mal Jesus in eine Aufstellung. Die Macht brach augenblicklich in sich zusammen. Der Urgroßvater kam zum Stillstand. Mutter und Sohn hörten auf zu zittern und fühlten sich befreit. Plötzlich war Friede im Raum. Alle Teilnehmer der Aufstellung waren betroffen.

Theresia:

Mein Vater war bereits 50, meine Mutter 42, als meine Zwillingsschwester und ich als Nachzügler zur Welt kamen. Meinen Vater erlebte ich als hart und ungerecht, meine Mutter als unberechenbar. Bis zum 4. Lebensjahr war ich meines Vaters Liebling. Ich war ein aufgewecktes Kind. Als ich begann, meine eigene Meinung zu bilden, wandte er sich von mir ab und bestrafte mich mit Liebesentzug.

Es hatte sich nie mehr ein liebevolles und nahes Verhältnis entwickelt. Er hatte für nichts Verständnis. Wenn ihm etwas nicht passte, verprügelte er uns. Jedes Widerwort zog Prügel nach sich. Sein Spruch war: „Wir haben auch Schläge bekommen, und es hat uns nichts geschadet."

Wie weit er von mir entfernt war, wurde mir klar als wir ihn kurz vor seinem Tod im Krankenhaus besuchten. Er hatte seinem Bettnachbarn von mir als kleinem Mädchen erzählt. Hier war er offenbar stecken geblieben und hatte mich nicht in meinem Erwachsenwerden begleitet. Ich war inzwischen 18 Jahre alt, als er kurz danach starb. Bei seinem Tod spürte ich neben der Trauer auch eine große Erleichterung, da ich jetzt keine Angst mehr zu haben brauchte.

Diese Erfahrung mit meinem Vater brachte mit sich, dass ich es nie gelernt habe angstfrei meine eigene Meinung zu sagen. Immer noch funktioniert der Mechanismus in mir, dass ich Angst habe abgelehnt zu werden, wenn ich eine eigene Meinung vertrete. Durch die Aufstellung wurden mir die Zusammenhänge klar, was mir hilft innezuhalten und das Muster der Vergangenheit zu durchbrechen.

Als ich in der Aufstellung meinen Vater in seiner riesigen Angst sah, spürte ich nur noch Mitleid mit ihm. Er hat weitergegeben, was er selbst erlebt hatte. Er war selbst völlig unterdrückt herangewachsen, eine eigene Meinung bei solch einem übermächtigen Vater war undenkbar.

In diesem Moment habe ich ihm für das, was er mir angetan hat, einfach nur vergeben. Die Vergebung stand für mich im Vordergrund. Jetzt konnte ich Frieden mit ihm schließen. War das eine Erleichterung!

Fazit:

Theresia hatte die Möglichkeit sich mit ihrem Vater zu versöhnen. Sie konnte verstehen und nachfühlen, warum sich ihr Vater ihr gegenüber so hart und ungerecht verhalten hatte. Herr, Du hast ihr Dein Angesicht zugewandt und ihr einen tiefen Frieden geschenkt.

Der Schrecken des Krieges

Der aber nicht ungestraft lässt die Schuld der Vorfahren,
sondern diese heimsucht an Söhnen und Enkeln,
bis zur dritten und vierten Generation.
(2. Mose 34,7)

Immer wieder entdecke ich, dass die Kriegserlebnisse nicht direkt an die nächste Generation weitergegeben werden, sondern oftmals eine Generation überspringen und sich in den Schwierigkeiten der Enkelkinder zeigen. Dies möchte ich gerne an einer Aufstellung während meiner Ausbildung darlegen.

Die Aufstellerin hatte eine Tochter, die immer wieder Schwierigkeiten mit anderen Kindern hatte. Obwohl sie ein aufgewecktes und freundliches Kind war, stieß sie auf Ablehnung bei anderen Kindern. Die Aufstellerin stellte diese Schwierigkeiten innerhalb einer Familienaufstellung auf. Es zeigte sich gleich, dass die Schwierigkeiten seitens der Mutter kamen. Hier wiederum wies alles auf den Großvater des Mädchens hin.

Der Stellvertreter des Großvaters schaute auf den Boden, was in der Aufstellungsarbeit ein Hinweis für einen „Verstorbenen" ist. Ein weiterer Impuls war, dass diese Person blutüberströmt sei. Als sich ein Stellvertreter für den Toten vor den Großvater legte, stürmte dieser auf ihn zu, nahm ihn in die Arme und schluchzte: „Ich habe ihn gekannt, ich habe ihn gekannt". Daraufhin wurde die Stellvertreterin der Enkelin in die Szene hineingenommen. Sie stürzte ebenfalls auf den Toten zu und ließ ihren Tränen freien Lauf.

Sie hatte den Schmerz und die Trauer ihres Großvaters über den Verlust eines ihm nahestehenden Menschen auf dem Kriegsfeld übernommen. Der Schrecken des Krieges, den der Großvater erlebte, ging an die Enkelin weiter. Die Kinder sahen den Schrecken des Krieges in den Augen des Mädchens, was zu ihren Schwierigkeiten führte.

Wie die Aufstellerin in späteren Treffen berichtete, haben sich die Schwierigkeiten ihrer Tochter nach dieser Aufstellung aufgelöst.

Fazit:

Immer wieder zeigt sich, dass Gott die Schuld SEINES Volkes nicht ungestraft lässt, sondern dass die Schuld der Vorfahren diese heimsucht an Söhnen und Enkeln bis zur dritten und vierten Generation. Doch ER ist ein barmherziger und gnädiger Gott, langmütig und reich an Huld und Treue, der Gnade bewahrt bis ins tausenste Geschlecht. ER hat den Schrecken des Krieges in Gnade verwandelt und Heilung geschenkt!

Traumatisch bedingte Kinderlosigkeit

HERR, was willst du mir geben,
da ich kinderlos dahingehe?
(1. Mose 15,2)

Traumatische Kriegserfahrungen können hineinreichen bis in den körperlichen Bereich, davon hat Kathrin so manches zu berichten.

Kathrin:

Ich hatte mir immer eine große Kinderschar in unserem Haus erträumt, doch wie es aussah, war dies wohl nicht GOTTES Plan für uns. Aufgrund meiner jahrelangen „Dauerblutungen", die sechs Monate nach der Geburt unserer ersten Tochter begannen, war an weitere Kinder nicht zu denken. Vielmehr prägten große Sorgen um meine Gesundheit, ja sogar Todesängste mein Leben. Alle konsultierten Ärzte wussten keinen Rat. Alle Therapien brachten nur kurzzeitig Besserung. Nur in mir selbst gab es etwas, das wissen wollte, was das alles zu bedeuten hatte. Ich erinnere mich noch an einen Abend vor einem Krankenhausaufenthalt, an dem ich mir sicher war jetzt eine tödliche Diagnose zu bekommen, als ich zu JESUS flehte: "Bitte erhalte mir mein Leben und zeige mir den Weg, der mich hier heraus führt.

JESUS hat mir mein Leben bewahrt und ER hat mich auf einen tiefgreifenden Heilsweg mitgenommen. Inzwischen wurden meinem Mann und mir vier Kinder anvertraut, die das Leben bei uns reich und bunt machen.

Auf Empfehlung meiner Heilpraktikerin meldete ich mich nach sechsjähriger Leidensgeschichte zu einem Wochenendseminar Familienstellen bei Dr. Victor Chu an. Im Vorfeld gab es aufschlussreiche Gespräche mit meiner Mutter, bei denen sie mir vieles über meine Familiengeschichte mütterlicherseits und väterlicherseits erzählt hat.

Im Seminar erläuterte ich meine Krankengeschichte, den Kinderwunsch erwähnte ich nur in einem Nebensatz, da er mir in meiner Situation zu utopisch erschien.

Wir stellten meine Herkunftsfamilie, also meine Eltern, meine jüngere Schwester und mich auf. Zwischen den Familienmitgliedern war auffällig keine Verbindung da. Schnell war klar, dass die mütterliche Familie zu bearbeiten war.

Mein Großvater war im 2. Weltkrieg in Frankreich eingesetzt. Bei der Verlegung an die Ostfront gab es einen Zwischenaufenthalt, bei dem sich meine Großeltern für kurze Zeit treffen konnten. Diesem glücklichen Umstand verdankt meine Mutter ihr Leben. Mein Großvater fiel im Krieg, noch bevor meine Mutter geboren wurde.

Meine Großmutter, die ihren Vater im 1. Weltkrieg verloren hat, musste neben dem Tod ihres Ehemannes auch den Tod ihrer drei Brüder und ihres Schwagers bewältigen. Nur wenige Wochen nach der Todesmitteilung ihres Ehemannes kam meine Mutter auf die Welt. In der Aufstellung zeigte sich eine völlige emotionale Abwesenheit meiner Großmutter. Das Kriegstrauma meiner mütterlichen Familie war an mich weitergegangen und drückte sich körperlich in den Dauerblutungen aus.

In der Aufstellung zeigte sich die innige Liebe zwischen meiner Großmutter und ihrem gefallenen Mann. Sie konnten sich innerhalb der Aufstellung erneut in ihrer Liebe begegnen und den gegenseitigen Verlust ausdrücken. Als Elternpaar konnten sie meiner Mutter ihre ganze elterliche Liebe schenken. Meine Mutter begegnete zum ersten Mal ihrem Vater und genoss es von seinen starken väterlichen Armen gehalten zu werden. Das „Auftanken" in den jeweiligen Generationen dauerte sehr lange und war sehr intensiv und berührend. Nachdem meine Mutter mit Kraft und Liebe durch die Generationen versorgt war, durfte ich ihr begegnen. Hier wurde mein Stellvertreter ausgetauscht und ich wurde Teil des Geschehens. Ich konnte kaum atmen vor Entlastung, große Seufzer entfuhren mir vor Erleichterung, so als würde eine ewige Sehnsucht gestillt, als würden Felsen zerbersten. Tränenströme über die sechs Weltkriegstoten allein in meiner mütterlichen Familie brachen sich Bahn. Tränen, die noch nie jemand geweint hatte. Die Trauerarbeit konnte beginnen und wird irgendwann abgeschlossen sein. Gefühlt stundenlang tankte ich die noch nie erfahrene mütterliche Kraft auf. Wichtig war noch die Begegnung mit meinem Großvater, den ich im Leben nicht haben durfte. In seinen Armen gehalten zu werden, war eine so wunderbare Erfahrung. Was noch entscheidend war, war der Satz an meine Ahnen: „ Ich achte Euch in Eurem Schicksal, aber ich lasse es bei Euch", was durch eine Abgrenzung (Stab) visuell verdeutlicht wurde.

Zum Abschluss stellten sich meine Eltern, meine Großeltern mütterlicherseits und die Ur-Großeltern mütterlicherseits hinter mich. Das ergab eine große Kraft in meinem Rücken. Die Familie war wieder komplett. Dieses Bild und diese Lebenskraft kann ich mir bis heute immer wieder abrufen.

Nach der Aufstellung wurde mir nach und nach klar, dass GOTT durch die Heilung dieser traumatischen Kriegsschicksale in meiner Familie mir das Leben neu geschenkt hat. Es dauerte noch zwei Jahre bis die Blutungen völlig zum Stillstand kamen und sich ein völlig normaler, gesunder Zyklus einpendelte. Dann wurde ich schwanger mit Zwillingen. Ist das nicht ein Wunder?

Ich lobe meinen GOTT von ganzem Herzen, erzählen will ich von allen SEINEN Wundern und singen SEINEM Namen.

Fazit:

Kathrin wurde nicht nur körperlich geheilt, sondern ihr wurde auch das gegeben, was sie sich so sehr wünschte, eine große Familie. Sie brauchte nach ihrem ersten Kind nicht weiterhin „kinderlos" bleiben, ihr wurden drei weitere Kinder geschenkt, die ihr Haus mit Leben füllen!

Teil III:

Weitere Aufstellungsformen

*„Wer sich nicht wehrt,
verliert an Wert!"*

Herkunftsfamilie

Sind die Knoten der Vergangenheit auf beiden Seiten, mütterlicherseits und väterlicherseits gelöst, so ist es ein guter Zeitpunkt sich direkt mit der Herkunftsfamilie zu beschäftigen. Durch das Vertrauen, das sich inzwischen innerhalb der Jahresgruppe entwickelt hat, ist es möglich mit den Gefühlen und Bedürfnissen der Kindheit in Kontakt zu kommen. Insbesondere den Eltern (Stellvertretern) gegen-über auszudrücken, was ich dringend gebraucht und nicht bekommen habe. Auch Klärungen zwischen Geschwistern oder sonstigen nahestehenden Personen sind möglich.

Ich empfehle meinen Teilnehmern, sich nur mit einer Person aus der Herkunftsfamilie auseinanderzusetzen. Durch die Konfrontation insbesondere mit Vater oder Mutter werden häufig heftige Emotionen freigesetzt. Weitere Klärungen können zu einem späteren Zeitpunkt stattfinden.

Tatjana:

Diese Aufstellungsweise war vollkommen neu für mich. Als ich meinen Eltern gegenüberstand, wurde ich damit konfrontiert, mich mit ihnen und meinen Gefühlen zu ihnen auseinanderzusetzen. Meine Mutter war bereits in anderen Aufstellungen das Thema. In Bezug auf meinen Vater dachte ich immer, ich habe nichts zu klären, er war ja nie da. Doch jetzt merkte ich, da gibt es eine große Menge, die wir zu bereinigen hatten. Ich sagte ihm, dass ich ihn nicht kenne, einfach weil er nicht da war, und dass mir seine Vaterliebe fehlte. Er wohnte zwar bei uns, doch er war ständig unterwegs. Alles war ihm wichtiger als seine Familie. Ich hatte die Möglichkeit meinem Vater zu sagen, was ich gebraucht hätte und von ihm nicht bekommen habe. Ich konnte in dieser Aufstellung so manches mit ihm klären, was gut für mich war.

Klärungsaufstellung

Diese Aufstellungsform eignet sich sehr gut, wenn der Aufstellende mit jemandem Dinge zu klären hat, der nicht offen und nicht bereit für ein Gespräch ist. Der Aufstellende steht dem Stellvertreter der Person, mit der er Dinge zu klären hat, gegenüber. Wo steht der andere, wie sind seine Gefühle? Die Aufstellung gibt ihm die Möglichkeit den anderen mit seinen Anliegen zu konfrontieren, ohne dass dieser persönlich anwesend ist.

Tanja:

Ich nutzte diese Aufstellungsform um Dinge mit meinem Ex-Mann zu klären, die ich in persönlichem Kontakt nicht ansprechen und klären konnte. Dafür sind noch viel zu viele Emotionen und ungeklärte Dinge im Raum.

Als ich meinem Ex-Mann mit meinen Fragen und Gefühlen gegenüberstand, reagierte die Stellvertreterin genau so, wie ich es von seiner Seite her gewohnt bin. Er nahm mich nicht ernst! Selbst ein klares „Nein" respektierte er nicht. Selbst eine Abgrenzung, symbolisiert durch ein Seil, beeindruckte ihn nicht. Es benötigte drei Seile, bis die Botschaft endlich bei ihm ankam.

Durch diese Aufstellung habe ich erkannt, dass mein Ex-Mann ganz klare Botschaften braucht. Seither bin ich in der Lage, mich ihm gegenüber klar auszudrücken und zu positionieren.

Organisationsaufstellung

Die heutige Arbeitswelt ist schnelllebig. Mitarbeiter, die sich oftmals jahrelang in ein Unternehmen eingebracht haben, vieles aufgebaut haben, werden im Alter zu teuer für die Firmen, können mit den „Jungen" wie auch den neuen Techniken nicht mehr mithalten. Mit „Maßnahmen" wie Versetzungen in eine andere Region, mit Zuteilung „unterqualifizierter und stupider" Arbeit, durch „Instrumentalisierung" von Mitarbeitern durch Vorgesetzte wird ein Umfeld geschaffen, das für manchen Arbeitnehmer nicht tragbar ist. Ich wurde in den vergangenen Jahren mehrfach mit solchen Schicksalen konfrontiert, leider auch im christlichen Bereich.

Konflikte treten überall auf, sei es in der Arbeitswelt, in Vereinen oder im privaten Bereich. Eine Organisationsaufstellung eignet sich um Verstrickungen in schwierigen Situationen aufzudecken. Es geht darum Hintergründe zu erkennen, Zusammenhänge sichtbar zu machen, Ursachen aufzudecken und auch eigene Anteile wahrzunehmen. Ziel einer Organisationsaufstellung ist es, Zusammenhänge zu erkennen und die Möglichkeit zu schaffen aus gewissen Strukturen und Mustern auszusteigen.

Während beim Konfliktmanagement nur die gegenwärtige Situation aufgestellt wird, beinhaltet eine Organisationsaufstellung sowohl eine „Gegenwartsaufstellung" (gegenwärtige Situation) als auch die Aufstellung der Herkunftsfamilie. Eine weitere Ebene kommt hinzu. Mit einer Organisationsaufstellung erreicht man somit eine Tiefe, die mit einem Konfliktmanagement nicht möglich ist.

Im ersten Teil der Organisationsaufstellung wird die gegenwärtige Situation aufgestellt. Der Aufstellende stellt die Konfliktsituation mittels Stellvertreter im Raum auf. Jeder Teilnehmer des Konflikts hat anschließend durch den Stellvertreter die Möglichkeit seine Sichtweise der Situation weiterzugeben. Dies hilft dem Aufstellenden eine neue Sichtweise für die Situation zu erhalten und die Stimmen der anderen auf sich wirken zu lassen.

Im zweiten Teil der Aufstellung geht es darum: Was ist mein Anteil an der gegenwärtigen Situation? Wie ist es möglich, dass der andere bei mir „andocken" konnte. Hier möchte ich gerne noch einmal auf die Themen „Täter – Opfer" und „Hierarchie der Gewalt" hinweisen. In diesem zweiten Teil der Organisationsaufstellung wird die Herkunftsfamilie aufgestellt. Das Lösungsbild dieser Aufstellung gibt ein konkretes Werkzeug an die Hand für weitere Schritte in der Konfliktsituation.

Übergriffe im Außendienst

Stefanie ist folgende Geschichte passiert. Ich durfte sie darin begleiten und bin daher nahe an der Geschichte dran. Anhand ihrer Geschichte möchte ich die „Organisations- aufstellung" erläutern. Themen, die mir dabei begegneten, möchte ich ebenfalls einfließen lassen:

Stefanie:

Viele Jahre arbeitete ich bei einer öffentlichen Behörde im Außendienst im Sozialamt/Hartz IV Bereich. Dies bereitete mir sehr viel Freude, da ich die Gabe habe mit Menschen umzugehen, sie zu fördern, ihnen aber auch die Grenzen zu weisen. Ich genoss die Freiheiten, die diese Tätigkeit mit sich brachte, die Freiheit mit dem Dienstwagen unterwegs zu sein, die eigene Zeiteinteilung sowie die Begegnung mit den unterschiedlichsten Menschen. Ich beließ es nicht dabei den „Bedarf" einfach nur festzustellen, sondern machte mir auch Gedanken darüber, wie ich Leute in ihrer Situation unterstützen konnte und wie ich arbeitswillige Hilfeempfänger dazu motivieren konnte ihre Fähigkeiten einzusetzen. Ich entwickelte Projekte, die dazu dienten die Eigeninitiative der Hilfeempfänger zu fördern und sie darin zu unterstützen Dinge zu leisten, die ihnen selbst möglich waren und sie darin zu unterstützen Dinge zu leisten, die ihnen selbst nicht möglich erschienen. Ich organisierte Umzüge, bei denen ich Fahrer und Hilfskräfte „Ein-Euro-Jobs" zur Verfügung stellte, und somit es den Hilfeempfängern ermöglichte einen eigenen Beitrag zu leisten. „Meine Leute" führten Wohnungsrenovierungen aus, bei Menschen, die aufgrund ihrer Situation, insbesondere auch ihres Alters, diese nicht mehr selbst ausführen konnten. Ein besonders schönes Erlebnis war für mich, als ich bei einem Hausbesuch eine ältere Frau in einer vollkommen verrußten Wohnung vorfand. Sie hatte einen neuen Holzofen beantragt, da der alte Ofen ihre Wohnung mehr und mehr verrußte. Ich wies sie darauf hin, dass sie Anspruch auf Material zum Streichen der Wohnung habe, woraufhin ich zur Antwort bekam: Gute Frau, was nutzt mir das Material, wenn ich niemanden habe, der mir die Wohnung streicht? Zwei Wochen später lebte diese Frau in einer neu gestrichenen Wohnung. Die Renovierung wurde durch „meine Truppe" durchgeführt. Eine andere eindrückliche Situation war, dass eine Frau mir dafür dankte, dass ihr Mann in meinem Team mitarbeiten konnte, da er durch diese Arbeit wieder Lebensmut und Wertschätzung erhielte. Dies hatte zur Folge, dass er aus seinen Depressionen herauskam und nun nicht mehr nur zu Hause herumsaß und trank. Ich hatte sehr viele Freiräume, die ich auch nutzte. Ich hatte viel Freude an meiner Arbeit und wurde sowohl von den Hilfeempfängern, meinem „Arbeitsteam", wie auch von meinem Vorgesetzten geschätzt.

Die Einstellung zu meiner Tätigkeit veränderte sich durch einen besonderen Hausbesuch schlagartig. Eine arabische Familie hatte eine neue Matratze beantragt und ich hatte zu überprüfen, ob auch tatsächlich Bedarf dafür bestand. Der Mann war alleine zu Hause und führte mich in das Schlafzimmer. Bereits auf dem Weg dorthin fühlte ich mich nicht mehr wohl. Ich kehrte Richtung Ausgangstüre um. Er war schneller und stellte sich zwischen die Türe und mich, versuchte mich zu küssen und zu berühren. Ich war wie erstarrt und im ersten Moment überhaupt nicht fähig mich zu rühren oder zu wehren, da ich mit so etwas nicht gerechnet hatte. Der Hilfeempfänger war so in seine Handlungen vertieft, dass es mir schließlich doch gelang mich aus der Erstarrung zu lösen, ihn zur Seite zu stoßen und die Türe zu öffnen. Wiederum war er schneller als ich und stellte sich mir erneut in den Weg als ich das Haus verlassen wollte. Nur mit Hilfe einer Familie aus dem zweiten Stock war es mir möglich das Haus zu verlassen.

Ich meldete diesen Vorfall bei meinem Vorgesetzten und wollte Anzeige über den Arbeitgeber erstatten. In einem Gespräch zwischen dem Hilfeempfänger und meinem Vorgesetzten gab dieser an, er habe seine Frau weggeschickt (für den Hausbesuch wurde ein Termin vereinbart) um sich mir „sexuell zu nähern". Aufgrund dieser Aussage kombiniert mit der Vehemenz, mit welcher der Hilfeempfänge sein Ziel verfolgte, wurde mir erst jetzt bewusst in welcher Gefahr ich mich tatsächlich befunden hatte. Mein Vorgesetzter erzählte mir dies mit einem „hysterischen Lachen".

Lange habe ich das hysterische Lachen meines Vorgesetzten falsch gedeutet. Ich nahm an, dass er sich lustig über die Situation machte, doch genau das Gegenteil war der Fall. Durch das Familienstellen habe ich gelernt: Ein hysterisches, nicht der Situation angemessenes Lachen weist auf „tragische" Situationen hin. Das hysterische Lachen drückt Hilflosigkeit in der Situation aus.

Mein vorgebrachtes Anliegen, dass Anzeige über den Arbeitgeber erstattet wird, wurde nicht gehört. Die Angelegenheit wurde unter den Teppich gekehrt. Ich verdrängte diesen Vorfall wie auch die Erfahrung, dass ich selbst als Amtsperson keinen Schutz bei meiner Tätigkeit habe, sowie die Erfahrung, dass ich keine Rückendeckung von meinem Vorgesetzten habe. Dies löste eine Arbeitswut in mir aus. Ich leistete Unmenschliches bis zu einem durch drei weitere Übergriffe ausgelösten Total-Zusammenbruch!

Bei einem der Übergriffe war ich in eine Situation geraten, in der ich davon ausging nicht mehr lebend aus der Situation herauszukommen. Ich erlebte real eine „Todesangst". Ich durchlebte die gleiche Situation wie bei dem arabischen Hilfeempfänger, nur war mir klar, dass es keinen Nachbarn gibt, der mir aus der Situation heraushelfen konnte, da das Haus, in dem der Hausbesuch durchgeführt wurde, sehr abgelegen lag.

Aus einem daraufhin erfolgten Kuraufenthalt heraus schrieb ich in einem Brief an meinen Vorgesetzten, in welcher Weise mich die gesamten Vorfälle beeinflusst haben. Ich teilte ihm mit, dass ich zukünftig nicht mehr im Außendienst tätig sein wollte, doch wiederum wurde ich nicht gehört.

Es wurde zwar ein neuer Kollege eingestellt, doch die Außendiensttätigkeit für mich blieb weiterhin bestehen. Ich hielt Ausschau nach einer anderen Stelle innerhalb der Behörde, stellte aber dabei fest, dass es in meiner Gehaltsgruppe keine entsprechenden Stellen gab.

Ich kämpfte mich noch zwei weitere Jahre durch, in denen sich mein Körper mehr und mehr weigerte und dies durch verschiedenste Blockierungen zeigte. Zeitweise kämpfte ich gegen eine Nasenhöhlenvereiterung, die immer dann zum Ausbruch kam, wenn ich meine Arbeitsstelle betrat. Nach einem entsprechenden Kuraufenthalt konnte ich plötzlich nicht mehr gehen, ich ging damals von einem einge-klemmten Nerv aus. Weitere Beschwerden stellten sich ein, die ich jedoch nie in Zusammenhang mit den Übergriffen brachte. Dabei kam es zu immer größeren Spannungen mit meinem Vorgesetzten aufgrund meiner vielen Fehltage. Negative Bemerkungen seinerseits über mich im Sekretariats-Bereich führten zu einer schwierigen Arbeits-situation. Ein ärztliches Attest bescheinigte mir, dass es mir aus gesundheitlichen Gründen nicht zumutbar ist an diesem Arbeitsplatz weiterhin zu arbeiten.

Das Attest wurde sowohl von meinem Vorgesetzten als auch vom Personalamt ignoriert. Versuche, mich auf eine andere Stelle zu bewerben, wurden abgeblockt, eine Zusatzaus-bildung ebenfalls. Bei Gesprächen über meine weitere Zukunft wurde ich immer wieder darauf hingewiesen, dass es für mich keine andere Stelle als den Außendienst gebe.

Ich suchte mir auf eigene Faust eine Stelle im Sekretariat einer Schule innerhalb der Behörde. Die Arbeit bereitete mir Freude, auch fühlte ich mich im Lehrerteam wohl. Während der Zeit in der Schule wurde innerhalb der Behörde eine „Sicherheitsumfrage" gestartet. Verdrängtes kam zutage, ich kam mit meinen traumatischen Erfahrungen wieder in Berührung.

Ich reichte meine Erfahrungen ein und begann mit der Aufarbeitung des Geschehenen. Drei Wochen später wurde ich ins Personalamt beordert. Mir wurde mitgeteilt, dass ich ab Januar des folgenden Jahres wieder dem Außendienst zugewiesen werde, da dort eine Stelle vakant sei.

Nur mit juristischem Beistand konnte ich dies abwenden. Was ich nicht abwenden konnte, war die Versetzung zurück in meinen früheren Arbeitsbereich. Ich nahm die Herausforderung an, was für mich praktisch bedeutete mich meinem „Trauma" zu stellen. Ich hatte eine gute Begleitung, die im Bereich „Trauma" spezialisiert war und mich durch diese Zeit führte. Nachdem ich wieder Boden unter meinen Füßen gefunden hatte, fasste ich mir neuen Mut und schaute mich nach einer mir entsprechenden Stelle um. Ich musste jedoch wiederum die Erfahrung machen, dass jegliches Bemühen meinerseits abgeblockt wurde.

Ich blieb auch weiterhin für Ablage und Datenerfassung zuständig. Diese Tätigkeit auszuüben fiel mir sehr schwer, da ich jemand bin, der gerne mit Menschen in Kontakt ist. Aufgrund einer Besitzstandswahrung blieb mein Gehalt gleich, was wiederum zu Spannungen in meinem Arbeitsumfeld führte. Mein Vorgesetzter gab mir immer wieder zu verstehen, dass er mich loshaben wolle. Bewerbungen auf Stellen, die meiner Persönlichkeit, meinen Fähigkeiten und auch meiner Qualifikation entsprachen, wurden nicht berücksichtigt, ja, man teilte mir sogar mit, dass ich für entsprechende Stellen nicht vorgesehen sei.

Aufstellung der Situation

Stefanie nahm bei Dr. Victor Chu die Gelegenheit zu einer Organisationsaufstellung wahr. Sie stellte die Situation ihrer Arbeitsstelle auf. Ihre Fragestellung lautete:

„Warum werde ich nicht gehört? Warum nimmt man mich in meiner Situation nicht ernst? Warum gibt man mir nicht eine Stelle im inneren Bereich? Es gibt ja tatsächlich einen Grund, warum ich nicht mehr im Außendienst tätig sein möchte und sein kann!"

Konfliktebene

Zuerst wurde die Situation zwischen Personalamt, Vorgesetztem und Stefanie aufgestellt. In Kürze stand die Situation im Raum, die Stefanie sehr gut kannte. Ihre Anliegen interessierten niemanden, die Personalamtschefin reagierte genervt. Stefanie wurde einfach nicht gehört.

Aufarbeitung mit den Tätern

Der nächste Schritt war eine „Klärungsaufstellung". Täter und Opfer standen sich gegenüber. Für jeden einzelnen Übergriff begegnete ein Stellvertreter Stefanie. Sie kam in diesem Teil der Aufstellung erneut mit ihren Gefühlen aus den Vorfällen in Berührung und hatte so die Möglichkeit die einzelnen Situationen noch einmal zu durchleben und der Person gegenüber auszudrücken, was sie in der Situation empfunden hat, insbesondere den Ohnmachtsgefühlen.

Dem arabischen Hilfeempfänger gegenüber drückte sie aus, wie ausgeliefert sie sich ihm fühlte, wie furchtbar seine Berührungen waren, wie starr und ohnmächtig sie in der Situation war. Sie teilte ihm mit, dass sie durch diesen Vorfall ihre Sicherheit als Amtsperson verloren habe und sie seither die Angst in sich trage, dass Ähnliches wieder passieren könnte.

Den Hilfeempfänger, der weit abgelegen wohnte, konfrontierte sie mit ihrer Todesangst, als er, nachdem er wie ein wildes Tier im Raum herum lief, auf sie zukam. Sie berichtete ihm, dass sie nicht davon ausging diese Situation zu überleben, auch davon, dass der Gedanke, dass sie nicht wollte, dass ihr Kind ohne Mutter aufwächst, ihr die Kraft gab wieder die Kontrolle über die Situation zu erhalten. Sie konfrontierte ihn damit, dass sie aufgrund dieser Grenzerfahrung unter einer massiven körperlichen Einschränkung leide.

Dem Psychopathen, dessen Akte voller Atteste über dessen Zustand war, zu dem man sie ohne Vorwarnung in den Außendienst geschickt hatte, drückte sie ihre Hilflosigkeit in der Situation aus, als er ihr den Weg verstellte und sie aufs Übelste beschimpfte. Sie berichtete ihm von der Starre, die sie seither immer wieder befällt, die Bewegungslosigkeit, die teilweise Stunden andauert. Sie berichtete ihm, dass sie zeitweise noch immer in der Situation stecke und nicht herauskomme.

Dem Hilfeempfänger gegenüber, der sie vom vierten Stock bis zum Hauseingang verfolgte, drückte sie ihre Angst aus, die er in ihr auslöste, erzählte ihm von ihrem endgültigen Zusammenbruch, der daraufhin erfolgte. Sie berichtete ihm aus ihrem Alltag, den sie seither kaum noch bewältigen kann, von den Beeinträchtigungen, die das Geschehene auf sie und ihre Tochter bis heute noch hat.

Die Stellvertreter der Hilfeempfänger wiederum hatten die Möglichkeit auszudrücken, was es für den jeweiligen bedeutete, dass eine Amtsperson in ihren Privatbereich „eindringt". Mehr und mehr wurde Stefanie in diesem Teil der Aufstellungsarbeit die „Übergriffigkeit" ihrer Arbeitstätigkeit bewusst. Das „Überprüfen" der Schränke, das „Kontrollieren" der Hygieneartikel im Bad sind Grenzüberschreitungen. Und diese Grenzüberschreitungen, welche sie selbst in ihrem Leben erfahren hatte, gab sie in ihrer Außendiensttätigkeit weiter. Ihre eigene Grenzüberschreitung wurde ihr klar vor Augen gestellt. Sie stellte sich selbst in der Situation vor: Ein Fremder kommt in ihre Wohnung, schaut in ihre Schränke und in ihr Bad. Ihr wurde in diesem Moment klar, dass für sie diese Tätigkeit zukünftig, auch nach einer guten Aufarbeitung, nicht mehr möglich sein wird.

Dieser Teil der Aufstellung leistete einen großen Beitrag innerhalb der Aufarbeitung ihrer Situation. Es war gut für sie insbesondere ihren damaligen Ohnmachtsgefühlen und ihrer Angst in dieser Tiefe zu begegnen. Vieles davon hat sie inzwischen gut aufgearbeitet. Unter den starken körperlichen Einschränkungen leidet sie jedoch heute noch.

Herkunftsfamilie - Eigenanteil

Als dritter Teil der Organisationsaufstellung wurde Stefanies Herkunftsfamilie aufgestellt. Nie wird sie das Abschlussbild vergessen, in dem ihre Mutter in ihrer eigenen Kindheit händeringend versuchte, missbräuchliche Übergriffe, die sie als Kind erlebt hatte, ihren Eltern mitzuteilen. Diese schauten jedoch einfach weg. Hier war die Parallele. Auch die Mutter versuchte sich mitzuteilen, doch es wurde einfach weggeschaut, sie wurde nicht gehört.

Mit diesem Abschlussbild vor Augen wurde Stefanie klar: Es geht darum gehört zu werden, wahrgenommen zu werden in dem, was passiert ist, und klar ihr Anliegen, eine geeignete Arbeitsstelle zu bekommen, vorzubringen.

Eine Familienaufstellung zeigt Dinge auf, bringt Verborgenes zutage. Nun liegt es an uns, das Aufgedeckte „umzusetzen". Das kann oft ein sehr langwieriger und schmerzhafter Prozess sein. Für Stefanie bedeutete es die zuständigen Personen wie das Personalamt, den Leiter des Außendienstes sowie den Leiter der Behörde mit den Geschehnissen zu konfrontieren. Trotzdem wurde sie auch weiterhin immer wieder von neuem mit der Außendiensttätigkeit beauftragt. Eine andere Tätigkeit wurde ihr nicht ermöglicht. Erst mit Unterstützung von außen, insbesondere der Berufsgenossenschaft, änderte sich ihre Situation. Heute hat sie eine Tätigkeit, die ihrer Persönlichkeit entspricht: Sie ist eingebunden in ein Team und hat Kontakt mit Menschen. Vor allem macht ihr die Tätigkeit Freude und sie fühlt sich wohl!

Vor einiger Zeit erhielt sie ein Schreiben der Berufsgenossenschaft mit dem Satz: Der Vorfall wird als Arbeitsunfall anerkannt. Obwohl die Anerkennung keine finanzielle Entschädigung beinhaltete, war das Schreiben sehr wichtig für sie. Es war, als ob sich eine große Anspannung in ihrem Körper löste. Das, was ihr passiert ist, wird anerkannt. Was geschehen ist, wird gesehen. „Ich werde gehört"!

Resultat:
- Die Verantwortung für den Außendienst liegt allein bei dem zuständigen Vorgesetzten und nicht bei Stefanie.
- Die Grenzüberschreitungen aus ihrem eigenen Leben gab Stefanie in ihrer Außendiensttätigkeit

weiter. Schränke und Bad sind persönliche Bereiche! Aus dieser Aufstellung heraus wurde ihr klar, dass sie diese Tätigkeit nicht mehr ausüben wird.

- Das zentrale Bild der Aufstellung war für sie das Wegschauen der Eltern ihrer Mutter, das sich im Wegschauen ihres Vorgesetzten wiederspiegelte. Sie wollte das Wegschauen nicht mehr akzeptieren. Ihr wurde dadurch wichtig, Dinge zu benennen, entsprechende Personen zu konfrontieren.

In einer Organisationsaufstellung wird die derzeitige Situation aufgestellt. Die Gefühle wie auch die Standpunkte der betreffenden Personen werden offengelegt. Oftmals zeigt sich auch die Verhärtung einer Situation.

Darin besteht auch die Chance der Klärung. Nicht nur Stefanies eigene Position ist hierbei im Blick, das Gegenüber (Stellvertreter) hat die Möglichkeit seine eigene Sichtweise darzustellen. Dies führt zu gegenseitigem Verstehen und Ändern der eigenen Sichtweise. Stefanie wurde sich erst ihrer eigenen Grenzüberschreitung als Amtsperson bewusst, als die Stellvertreter der Hilfeempfänger ihr mitteilten, was sie bei den Hausbesuchen empfanden. Durch Grenzüberschreitungen, die sie selbst in ihrem Leben erfahren hat, war ihr die Grenzüberschreitung innerhalb ihrer Tätigkeit nicht klar, nicht bewusst. Nach ihrer Aufarbeitung wäre für sie eine Außendiensttätigkeit ohne weiteres wieder möglich gewesen, eine solch grenzüberschreitende Tätigkeit wie ihre frühere Außendiensttätigkeit kommt für Stefanie jedoch nicht mehr in Frage!

Ihre Fragestellung lautete: Warum werde ich nicht gehört? Die Antwort war für sie das Abschlussbild, wie ihre Mutter am Boden kniend ihre Eltern anflehte ihr doch zuzuhören, ihre Eltern jedoch den Blick abwendeten, weil sie nicht hören wollten. Übergriffe sexueller Art waren ein Tabuthema in dieser Zeit. Das durfte es nicht geben, also wurde weggeschaut.

Was nicht aufgelöst wird, was nicht bearbeitet wird, was nicht gehört wird, geht im Unbewussten weiter an die nächste Generation und wiederholt sich von neuem. Die Verbindung zum „Urkonflikt" wurde hergestellt. Stefanies Aha-Erlebnis war also: „Darum werde ich nicht gehört! Darum kommt das, was ich sage, beim anderen nicht an." Sie stellte fest, dass sich dieses Muster auch in anderen Bereichen ihres Lebens zeigte. Das, was sie sagt, kommt beim anderen nicht an oder wird einfach übergangen. Sie hatte das Glück, dass ein guter Rechtsanwalt sie auf ihrem Weg „gehört" zu werden begleitete, sie darin unterstützte, dass das, was ihr wichtig war, auch beim anderen ankommt.

Themen aus Stefanies Organisationsaufstellung

Fürsorgepflicht des Arbeitgebers

Die derzeitige Flüchtlingssituation ist eine Herausforderung für ganz Deutschland. Behörden müssen sich diesen Herausforderungen in besonderer Weise stellen. Da sind die unbegleiteten minderjährigen Flüchtlinge, da sind die Bedarfsprüfungen aus dem Hartz IV-Bereich usw. Frauen, jung, blond, oftmals frisch von der Hochschule setzen sich hier einer besonderen Gefahr aus. Ein offener Blick, eine freundliche Begrüßung kann von Seiten der Flüchtlinge falsch gedeutet werden. Passiert etwas, sind die Arbeitgeber besonders gefordert. Sind sie sich auch wirklich ihrer Fürsorgepflicht bewusst?

Doch auch in anderen Bereichen ist die Fürsorgepflicht des Arbeitgebers gefordert. Viele Arbeitnehmer gehen mit viel Enthusiasmus in ihrer Arbeit auf und investieren sich mit voller Kraft. Doch wie ist es, wenn diese von Burnout, Krankheit oder durch Führungswechsel, bei dem die Chemie nicht stimmt, eingeholt werden? Wenn es von Seiten des Arbeitgebers nur noch darum geht, den Arbeitnehmer los zu werden? Stefanies Situation machte mich sensibel in diesem Bereich und ich begegnete immer wieder Menschen in solchen Situationen oder Menschen, die sich aus der Arbeitswelt hinausdrängen lassen.

Die eine Seite ist die des Arbeitgebers, der seiner Fürsorge-pflicht nicht nachkommt, andererseits stellt sich die Frage, warum sich so viele Menschen so wenig wehren, was wiederum oftmals mit ihrer Familienstruktur zusammen-hängt. Wie sich in Stefanies Organisationsaufstellung zeigte, ist da einerseits die Seite des Arbeitgebers, andererseits der ungelöste „Urkonflikt" in Stefanies Familie. Dadurch, dass Dinge in unserem Leben nicht gelöst sind, kann der andere erst „andocken", erst dadurch findet er einen „Landeplatz" in unserem Leben.

Eine Organisationsaufstellung ist ein gutes Instrument zum einen Dinge zu beleuchten und zu klären, andererseits bietet sie auch Möglichkeit den Gründen in der eigenen Biografie nachzugehen. Was ist die Ursache, dass sich diese Verstrickungen überhaupt anbahnen können? Was ist mein Anteil? Die Organisationsaufstellung bleibt nicht an der Oberfläche stehen, sie versucht nicht nur im Hier und Jetzt zu klären, sie setzt sich auch mit den Hintergründen auseinander, insbesondere auch damit, wie ich aus den Verstrickungen, in denen ich mich befinde, wieder herauskommen kann.

Kultureller Hintergrund

Würde man uns Deutsche auffordern ein Bild von unserer Familie zu zeichnen, wäre darauf ein Haus mit Garten, Eltern mit ein oder zwei Kindern, ein Hund oder eine Katze usw. zu sehen. Würde man jemanden mit arabischem Hintergrund bitten ein Bild von seiner Familie zu zeichnen, wäre die Kernfamilie umringt von vielen weiteren Familienangehörigen. Während es in Deutschland eine Kleinfamilie gibt, welche vorrangig aus Vater, Mutter, Kind besteht, zählen im arabischen Kulturkreis Opa, Oma, Onkel, Tante, Neffe, Nichte, Cousin und Cousine ebenfalls zur Familie. Deshalb fallen die arabischen Feste auch weitaus größer aus als bei uns.

Für uns Deutsche ist es ein Zeichen von Respekt und Freundlichkeit, dem andern die Hand zu reichen und ihm in die Augen zu schauen. Das wird in der arabischen Welt anders gedeutet und interpretiert. Da schaut man sich nicht in die Augen, sondern auf den Boden, um Demut und Respekt auszudrücken.

Auch das Verständnis von der Rolle der Frau ist unterschiedlich. Insbesondere für die „UMAS", unbegleiteten minderjährigen Ausländer, ist es eine Herausforderung, unsere Frauen im Schwimmbad in Bikinis oder sonst in leichten Sommerkleidern anzutreffen. Sie deuten die Situation anders und ordnen die Frauen anders ein.

Mit den verschiedenen Kulturen ist es wie mit verschiedenen Betriebssystemen am PC: Sie sind nicht austauschbar. Dies wird von vielen Flüchtlingshelfern nicht gesehen. Sie gehen von sich und der eigenen Kultur aus, wenn sie den Flüchtlingen begegnen.

Daraus ergeben sich viele Fehlinterpretationen und missverständliche Situationen, die evtl. auch Schaden anrichten können.

Teil IV:

Umsetzung
der Familienaufstellung

*„Es ist nicht genug zu wissen,
man muss es auch anwenden,
es ist nicht genug zu wollen,
man muss es auch tun."*

Johann Wolfgang von Goethe

Anerkennen – ins Leben integrieren

Ich bin nämlich überzeugt,
dass die Leiden der gegenwärtigen Zeit
nichts bedeuten
im Vergleich zur Herrlichkeit,
die an uns offenbar werden soll.
(Römer 8,18)

In der Familienaufstellung wird das Fehlende, das, was den Schmerz, die Wut oder die Angst ausgelöst hat, wieder zugeführt. Einer Versöhnung, einer Aussöhnung mit der damaligen Situation wird Raum gegeben. Dingen, deren Aufarbeitung in der damaligen Situation nicht möglich war, wird während der Aufstellung Raum gegeben.

Damit kommt man auch mit den Gefühlen der anderen Generationen in Berührung. Verdrängtes kommt zutage, ich spüre diese Wut, diesen Schmerz, diese Angst, die seit Generationen unterdrückt wurde, ich komme mit der Ursache in Berührung. Nun heißt es, diesen Gefühlen Raum zu geben, sie dürfen sein. Das kann sehr heftig und schmerzhaft sein. Hier benötige ich Menschen, Freunde, Seelsorger, Therapeuten, die mich begleiten.

Der Prozess der Familienaufstellung bringt nichts, wenn ich das, was ich erkannt habe, nicht in den Alltag integriere. Stefanie war gefordert, Dinge zu unternehmen, um „gehört" zu werden, Leo ist aufgefordert, seine bisherige Schwäche in Stärke zu verwandeln und sich gegenüber seinen Kindern durchzusetzen. Bei Theresia geht es darum, den Mut zu haben die eigene Meinung einzubringen, wobei auch der andere seine Meinung haben darf, ohne dass Theresia dadurch in ihrer Persönlichkeit angegriffen wird. Das bringt Bewegung ins System und Bewegung ins Umfeld.

Wenn eine Person aus dem System aussteigt, verändert sich das ganze System. Es kommt etwas in Bewegung, das System beginnt sich „zurechtzurücken". An dieser Stelle möchte ich noch einmal auf die Geschichte von der Titanic zu Beginn des Buches zurückkommen. Sich lösen aus familiären Verstrickungen ist wie der Untergang der Titanic bei Rose. Ein riesiges Schiff musste untergehen, viele Menschen mussten sterben, damit Rose die Möglichkeit hatte sich aus ihren familiären Verstrickungen zu lösen. Die Titanic war zwar nur ein Film, doch er zeigte sehr gut auf, wie massiv familiäre Strukturen sein können. Bei uns muss zwar nicht ein solch riesiges Schiff untergehen, bei uns müssen nicht andere Menschen ihr Leben lassen, doch ein „Aussteigen" aus dem Bisherigen bringt viel Bewegung und erst einmal ein gewaltiges Durcheinander. Es ist ein gewaltiger Prozess, der in Gang gesetzt wird.

Dass sich der Weg lohnt, zeigt die Aussage einer Teilnehmerin unserer Jahresgruppe: „Wenn ich einmal den Weg der Heilung betreten habe, gibt es kein Zurück mehr. Das Aufdecken mag zwar schmerzhaft sein, doch es ist auch sehr befreiend!"

„Ihr werdet die Wahrheit erkennen, und die Wahrheit wird euch frei machen" (Johannes 8,32).

Umsetzung der Abgrenzung

Wenn ich etwas Unrechtes gesagt habe,
dann beweise es mir!
Bin ich aber im Recht, warum schlägst du mich dann?
(Johannes 18,23)

Jesus konnte sich abgrenzen, selbst in der schwierigen Situation seiner Gefangennahme. Er konnte Dinge benennen, stellte klar in den Raum, was ist sein Anteil (der Tod für unsere Sünden) und was ist der Anteil derer, die ihn verurteilten.

Abgrenzen bedeutet somit auch Dinge klar beim Namen zu nennen. Dinge dürfen nicht mehr unter den Teppich gekehrt werden. Stellung beziehen! Was ist mein Anteil und was ist der Anteil des anderen? Den Anteil des Anderen dürfen wir ruhig bei ihm belassen. Es ist sein Problem, ich bin nicht dafür verantwortlich.

Weigert sich der andere meine Abgrenzung anzunehmen, brauche ich Unterstützung von außen, evtl. durch einen guten Rechtsanwalt, der mir hilft diese Abgrenzung durchzusetzen. Insbesondere gegenüber meiner Hausverwaltung war solch eine Hilfe von außen notwendig, und siehe da, es klappte. Was mir alleine nicht möglich ist, kann ich mit Hilfe von außen umsetzen.

Nicht mehr zulassen, dass Grenzen überschritten werden! Die Grenzen klar benennen und sofern der andere diese nicht akzeptiert, Unterstützung von außen holen!

Ich werde nicht gehört

Wenn man euch nicht aufnimmt
und eure Worte nicht hören will,
dann geht fort aus jenem Haus oder jener Stadt
und schüttelt den Staub von euren Füssen.
(Matthäus 10,14)

Nicht gehört zu werden, war Stefanies Lebensthema. Es ist sehr eng verbunden mit dem Thema der Abgrenzung. Immer wieder erlebte sie, dass selbst gute Gedanken und Ideen einfach nicht ankamen. Das schmerzte. Bei ihrer Arbeitsstelle war sie auf das Einkommen und die Tätigkeit angewiesen. Stefanie konnte nicht einfach sagen: ich schüttle den Staub von meinen Füßen und suche mir etwas anderes. Dafür trug sie die Verantwortung für ein Kind und verdiente auch recht gut. Außerdem litt sie seit ihrem Zusammenbruch unter starken körperlichen Beeinträchtigungen. Die Vorfälle an ihrer Arbeitsstelle sind der Grund ihrer körperlichen Grenzen, deshalb wollte sie sich nicht hinausdrängen lassen. Daher war es ihr auch so wichtig bei dieser Arbeitsstelle zu bleiben und dafür zu kämpfen. Heute ist sie stolz darauf, dass sie es geschafft hat, sich für sich und ihre Rechte einzusetzen und wieder einen Arbeitsplatz zu haben, der ihr Freude bereitet.

Auf ihrem Lebensweg hat sie gelernt in zweifacher Weise mit diesem Thema umzugehen. Entweder, wenn es die Situation verlangt, zu kämpfen oder aber das Wort Jesu wörtlich zu nehmen, „den Staub von den Füßen zu schütteln" und sich nach einer anderen Möglichkeit umzusehen. Wenn sie merkt, dass das, was sie einzubringen hat, nicht ankommt, dann darf sie wissen, es gibt andere Orte mit offenen Türen.

Es war nicht einfach loszulassen, doch ich selbst machte die Erfahrung, finde ich keine Offenheit für meine Gaben und Fähigkeiten, so gibt es auch noch andere Orte, an denen ich mich einbringen kann. Gott ist nicht begrenzt, in IHM eröffnen sich immer wieder neue Wege, wenn wir mit IHM vorwärts gehen.

Fazit:

Es gibt Bereiche in unserem Leben, da brauchen wir Unterstützung um uns Gehör zu verschaffen. In anderen Bereichen heißt es neue Wege und neue Möglichkeiten zu suchen; oftmals erweisen sich diese im Nachhinein als besser und geeigneter.

Schluss:

Mut tut gut!

*„Und wenn wir
von unserer eigenen Angst befreit sind,
befreit unsere Gegenwart automatisch andere".*

Marianne Williamson

Familienstellen in der Schmiede

Weil du teuer bist in meinen Augen, geachtet bist,
und weil ich dich liebe
(Jesaja 43,4)

Meine Freundin Petra bewirtschaftet mit ihrem Mann einen Bio-Bauernhof mit einer Schmiede. Bei einem Frauenabend, einem gemeinsamen „Candle-Light-Dinner in der Schmiede", wurde ein neues Projekt geboren: Das Familienstellen in einem besonderen Ambiente, der Schmiede. Sechs Mal im Jahr finden hier Halbtagesseminare statt. Inzwischen hat sich auch in diesem Rahmen eine teilweise feste Gruppe gebildet.

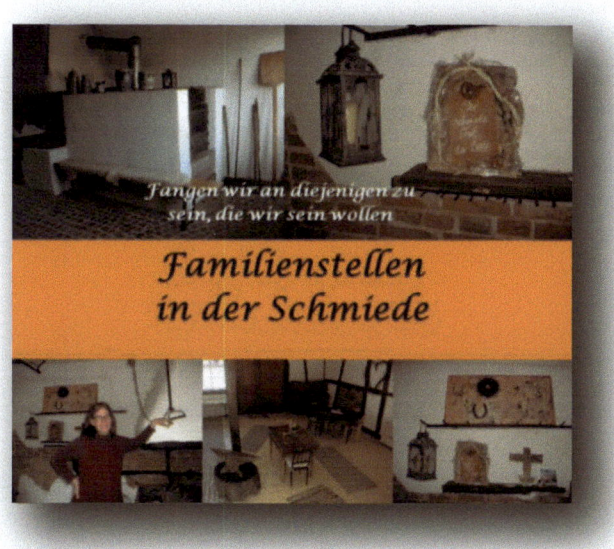

Petra:

Eines meiner Gebetsanliegen ist es schon lange, dass GOTT uns und unseren Hof gebrauchen kann um Heilung in unsere Welt zu bringen. Durch die Umstellung auf biologische Landwirtschaft gingen wir die ersten Schritte in diese Richtung. Im Sommer 2015 konnten wir die auf dem Hof befindliche alte Schmiede renovieren, die jahrelang ungenutzt als Rumpelkammer ihr Dasein fristete. Schnell war klar, das ist kein gewöhnlicher Raum, das ist ein heiliger Ort. Inzwischen durften schon viele wunderbare Dinge in der Schmiede sein, getragen von GOTTES HEILIGEM GEIST. Das Highlight ist natürlich das Familienstellen. GOTT benutzt die Schmiede mit ihrer Ausstrahlung dazu uns einen vertrauensvollen, schützenden Rahmen zu geben, damit die Seminare in wohltuender Atmosphäre geschehen können. Das kulinarische Verwöhn-Programm rundet das Seminar ab und entschädigt uns für die oft auch schwere Arbeit beim Familienstellen. Sehet und schmecket wie freundlich der HERR ist - das tut allen gut. Die Gemeinschaft und der leibliche Genuss helfen den Teilnehmern dabei wieder im Alltag anzukommen und den begonnenen Weg gestärkt fortzusetzen.

Unsere tiefgreifende Angst

„Unsere tiefgreifende Angst, ist nicht, dass wir ungenügend sind. Unsere tiefgreifende Angst ist, über das Messbare hinaus kraftvoll zu sein. Es ist unser Licht, nicht unsere Dunkelheit, das uns am meisten Angst macht.
Wir fragen uns, wer bin ich, mich brillant, großartig, talentiert, phantastisch zu nennen? Aber wer bist du, dich nicht so zu nennen? Du bist ein Kind Gottes. Dich selbst klein zu halten, dient nicht der Welt. Es ist nichts Erleuchtetes daran, sich so klein zu machen, damit andere um dich herum sich nicht unsicher fühlen.
Wir sind alle dazu bestimmt, zu leuchten, wie es Kinder tun. Wir sind geboren worden, um den Glanz Gottes, der in uns ist, zu manifestieren. Er ist nicht nur in einigen wenigen von uns. Er ist in jedem Einzelnen.
Und wenn wir unser Licht erscheinen lassen, geben wir unbewusst anderen Menschen die Erlaubnis, dasselbe zu tun. Wenn wir von unserer eigenen Angst befreit sind, befreit unsere Gegenwart automatisch andere."

(Marianne Williamson)

Diese „tiefgreifende Angst" von Marianne Williamson, zitiert von Nelson Mandela, kenne ich auch aus meinem Leben. Ich denke, wir alle haben damit zu kämpfen. Wer bin ich, dass mich Gott wirklich gebrauchen kann? Das Bild, das mir von meiner Mutter vermittelt wurde, stimmte nicht mit dem überein, was Gott in mein Herz gelegt hat. Immer wieder, wenn ich glaubte meinen Platz im Leben gefunden zu haben, einen Ort, an dem ich mich mit meinen Gaben und Fähigkeiten einbringen konnte und wollte, holte mich die „tiefgreifende Angst" ein und zerstörte meine Lebens-träume.

Gerade durch das Familienstellen habe ich die letzten Jahre sehr viel Heilung in meinem Leben erfahren. Ich spüre, dass ich dabei bin meine „tiefgreifende Angst" zu überwinden, zu erkennen und zu begreifen, dass ich brillant, großartig, talentiert und phantastisch bin. Dass Gott einen Plan für mich und für mein Leben hat und dass ich damit einen Beitrag in dieser Welt leisten darf. In guten Zeiten blühen wir, in schweren Zeiten wachsen wir. Gerade das, was für mich schwer in meinem Leben war, hat mich wachsen und reifen lassen, hat mich vorbereitet für meine Aufgabe, die nun vor mir liegt.

Das Familienstellen ist ein Werkzeug, ein Instrument, doch ich spüre, dass Gott mich mit diesem „Werkzeug" gebrauchen möchte um ein Stück Heilung und SEINE Liebe in diese Welt zu bringen. Ja, ich glaube, dass ER mich in einer größeren Weise gebrauchen will und kann, als ich es mir selber vorstelle. Mit SEINER Liebe habe ich meine „tiefgreifende Angst" überwunden, ich weiß, ich brauche mich nicht mehr klein zu machen, ich darf die sein, die ich bin, und Gott mit meinen Gaben und Fähigkeiten dienen.

Mut tut gut!

*„Und wenn wir von unserer eigenen Angst befreit sind,
befreit unsere Gegenwart automatisch andere".*

Lieber Leser, liebe Leserin,

Ich habe versucht Ihnen das Familienstellen nahezubringen und habe Sie an den Erfahrungen unserer Jahresgruppe teilhaben lassen. Ich glaube, dass es sich bei dem Familienstellen um eine Methode handelt, mit welcher man auf einfache Weise mit seinen eigenen grundlegenden Verletzungen und damit denen innerhalb des Familiensystems in Berührung kommt. Ich glaube, dass Gott diese Methode verwenden möchte um Heilung in unsere Familien hineinzubringen.

Ich möchte Ihnen mit diesem Buch Mut machen: Stellen auch Sie sich Ihrer Vergangenheit und erfahren Sie Heilung, und entdecken Sie Gottes Plan für Ihr Leben. Finden Sie Ihren Platz in dieser Welt und tragen Sie Ihr Licht in diese Welt hinein.

Manchmal muss man Dinge wagen, um Gottes Segen im Leben zu erfahren. Gott sieht die Nöte unserer Zeit und ich glaube, das Familienstellen ist SEINE Antwort darauf - unsere Chance. Ich möchte Ihnen Mut machen es zu probieren.

Mein Dank gilt:

Victor Chu, bei dem ich diese besondere Art des Familienstellens kennenlernen durfte. Ich durfte ihn als einen achtsamen und respektvollen Menschen erleben und habe so manches bei ihm gelernt, weit über das Familienstellen hinaus.

Klaus Hettmer, der wie ich den Weg mit Jesus geht, mit dem ich mich insbesondere während meiner Ausbildung immer wieder austauschen konnte und der den Gedanken dieses Buch zu schreiben in mir geweckt hat.

Petra Kehrer-Lutz für ihre Freundschaft, ihr offenes Ohr, den Austausch und die Ermutigungen, die ich immer wieder von ihr bekomme. Es ist schön, diese Aufstellungsarbeit zusammen mit ihr aufzubauen und gemeinsam mit ihr auf diesem Weg vorwärts zu gehen.

Der Jahresgruppe sowie meinen beiden Freunden Egon und Elke, die mich beim Schreiben des Buches begleiteten und ihre Familienaufstellungen zur Verfügung stellten. Dankbar bin ich für die schönen und tiefen Begegnungen in dieser Zeit. Danke für eure Offenheit und Bereitschaft ein Stück von eurem Lebensweg für andere zu öffnen.

Salome, die meinen ersten Entwurf las und mir in Folge viele gute Tipps gab, für ihr Interesse an meinem Buch, sowie ihre Unterstützung – einfach für ihr Dasein!

Sabine Anderheiden, Petra Kehrer-Lutz, Clemens Bühler, Friederike Hammig, Angelika Soth und Eva Bayer-Lay für das Korrekturlesen des Buches.

Eddy Hangs für die die Grafik, Eva Bayer-Lay für das Formatieren.

Rechtsanwalt Wolfgang Reichert, für seine treue Begleitung in so vielen Lebensbereichen, für die Hilfe bei der Umsetzung meiner Anliegen sowie der Rechtsberatung für dieses Buch. Danke für die vielen guten Gespräche, die immer wieder stattgefunden haben.

Danken will ich jedoch vor allem JESUS, der mich begleitet und mir viele Gedanken für dieses Buch geschenkt hat!

Anhang

Angebote des
„Christlichen Familienstellens"

Jahresgruppe in Lahr/Schwarzwald:

Die Jahresgruppe trifft sich einmal im Monat für einen Abend und wird jährlich in zwei Blöcken zu jeweils fünf Abenden angeboten. Die Teilnehmer verpflichten sich, nach Möglichkeit regelmäßig an den Treffen teilzunehmen, in der Gruppe und außerhalb die vereinbarten Regeln wie die Schweigepflicht einzuhalten.

Familienstellen in der Schmiede
in Willstätt- Eckartsweier (bei Straßburg/Kehl):

Das Familienstellen in der Schmiede findet alle zwei Monate als Halbtagesseminar statt. Es ist offen für jedermann. Gemeinschaft und Ausklang bei einem gemeinsamen Essen sind hierbei ein wichtiger Bestandteil.

Familienstellen in Allerheiligen im Schwarzwald:

Zwei Mal im Jahr findet ein Wochenende im „Nationalpark" Allerheiligen statt. Es ist für Menschen in einem größeren Radius gedacht, die gerne das „Christliche Familienstellen" kennenlernen möchten. Jedermann der meine Aufstellungsweise kennenlernen möchte, ist herzlich Willkommen.

Weitere Termine und Informationen unter:
www.christliches-familienstellen.eu

Literaturnachweis:

- Chu, Victor, Neugeburt einer Familie, Peter Hammer Verlag, Wuppertal 2008, ISBN 978-3-7795-0204-3
- Bode Sabine, Kriegskinder und Kriegsenkel, Klett-Cotta Verlag, Stuttgart 2009
- Definition von Gewalt: Wikipedia
- Bibelzitate: Zürcher Bibel 1980 und Einheitsübersetzung

Bildnachweise:

- „Titelbild" Vorlage Salome Bouren, gemalt von Petra Bouren
- „Gemeinsam auf dem Weg" Shutterstock.com
- „Die Mauer" Vorlage Karin Swientek, gemalt von Petra Bouren
- „Hl. Familie" Fotografie einer Südtiroler Holzschnitzerei von Petra Bouren
- Dreischaliger Brunnen im Kloster Maulbronn (14. Jhdt.) Quelle: Nemracc / wikimedia
- Die Skizzen „Täter und Opfer" sind Gedankengut von Dr. Victor Chu
- Schaubild „Hierarchie der Gewalt": Weidner, Jens, Konfrontative Pädagogik, Forum Verlag Godesverlag GmbH, Mönchengladbach 2008, ISBN 978-3-930982-71-4